決定版 石原式食材事典

食べ方次第で医者いらずになる！

医学博士
石原結實

静山社

はじめに

現在、日本は医師数が30万人を超え、年間38兆円超もの医療費を使っていながら、病気と病人であふれています。詩人、ゲーテは「Man is what he eats」（人は食べたものでできている）と説きましたが、現代の日本人は、生きていくうえでもっとも大切な「食べ物」や「食べ方」をどこかで少し間違ったために、種々の病気で悩み苦しんでいるわけです。

古くからの格言に「腹8分に病いなし、腹12分に医者足らず」「医食同源」「薬食同源」などがあります。これらはいずれも「食べ方」、特に「食べる量」を変えるだけで病いから解放され、健康になること、また食べ物は「薬になる」し、「病気を医《い》やす」ことを雄弁に物語っています。

西洋医学は、特に「救急医療」「臓器移植」「診断学」などの分野では、素晴らしい発展を遂げ、神業と言えるほどの成果をしばしば発揮しています。しかし、ガンに対してはガンという病気の「原因」ではなく、「結果（腫瘍）」を摘除（手術）、焼却（放射線）、壊滅（抗ガン剤）させることのみに腐心しています。高血圧や糖尿病など、ほかの病気についても同様ですが、このような処置は、病気自体を根本的に

「もとの健康状態にする（直す＝治す）」という意味の治療とは対極の、対症療法でしかありません。

その点、漢方医学では2000年も前から「万病《まんびょう》一元《いちげん》、血液の汚れから生ず」という概念のもとに、日常、口にする「食べ物」を組み合わせて薬を作り、血液の汚れを浄化して病気を治してきました。もっともこの考えは西洋にもあり、西洋ではセリ科（セロリ、パセリ、ニンジン、セリ）やシソ科の植物、アロエやハチミツ、センナ、大《だい》黄《おう》などを薬として用いてきました。

「薬」は「草冠」に「楽」と書きますが、その語源は、ある種の植物を病気の時に食べると「楽になる」ことからきています。

本書では「食べ物」「食べ方」を少し変えるだけで、「健康になれる」「病気が改善できる」という点に重きを置いて述べさせていただきました。

「やってみられて体調がよい」ことを前提に、本書の内容を実践され、ぜひ健康生活に役立てていただければ幸甚に存じます。

石原結實

目次

第4章　どちらの体質にもいい間性食品ガイド

カバー・本文デザイン／萱野涼子（説話社）
イラスト／ウエズユキ

第1章

なぜ食事で病気が治るのか？

食生活によって病気は変わる

漢方医学には、2000年も前から**「食が血となり肉となる」**という言葉があります。食べたものが血液中の成分となり、それが肉(細胞・臓器)を作っていくという意味です。まさに、「食は生命なり」ということ。

その「食」において、日本で大変化が起きているのが、左の図表1よりおわかりでしょう。1950年に比べて2000年は、肉、卵、牛乳および乳製品の摂取量が、それぞれ約9倍、7倍、19倍と激増し、コメ、イモの摂取量は約2分の1、約8分の1と激減しています。そう、**食生活が欧米化している**のです。

食の欧米化とともに、病気のタイプも欧米化してきたことがわかります。今、日本人の死因の1位を占めているガンでは、胃ガン、子宮頸《けい》ガンという、もともと日本人に多かったガンが減少し、欧米人に多い、肺、大腸、乳・卵巣・子宮体、前立腺、食道、すい臓などのガンが増加しています。

図表1 日本人の食生活（1日あたりの摂取量）の変化

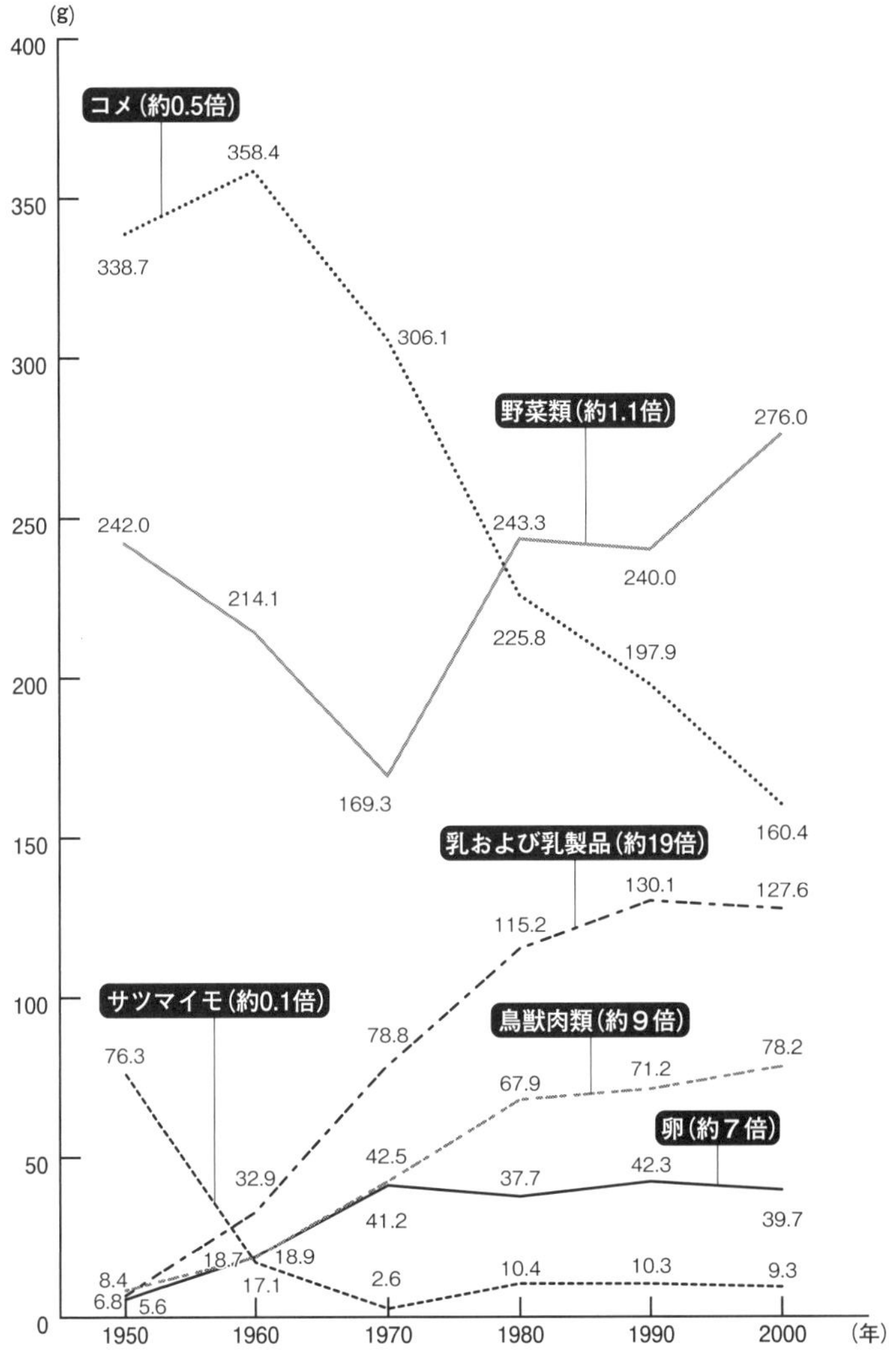

出典：『食品成分表 2014』（女子栄養大学出版部）をもとにグラフ化

死因第4位の脳卒中(大きく分けて脳出血と脳梗塞《こうそく》がある)も、1955年頃まで、日本人は脳出血がほとんどだったのに、その後、欧米人に多い脳梗塞が激増。今やほとんどの脳卒中が脳梗塞なのです。また、欧米人の死因の1位である心筋梗塞も、戦前の日本にはほとんどなかったとされていますが、1960年以降、徐々に増加し、今や日本人の死因第2位に居座っています(図表2参照)。

そのほか、戦後すぐは数百人しかいなかったとされる糖尿病は、今は予備軍も含め、軽く2000万人を超えると推定されており、痛風や脂肪肝も増加中です。

「食や病気の欧米化」とは言いますが、米国での食と病気の関わりを見てみましょう。図表3を見ていただくとわかるとおり、米国でも経済が発展し始めた1910年頃より、牛乳・乳製品の摂取量が多くなっています。第2次大戦により経済がうるおいだした1940年代から、さらに肉や卵の摂取量がふえ、逆に穀類やイモ類の摂取量はどんどん減少してきています。〝欧米〟の中心である米国でも、「肉、卵、牛乳・バターに代表される欧米食」が多く摂取されるようになったのは、20世紀に入ってからのことなのです。

図表2　日本人の死因別に見た死亡率（人口10万対）

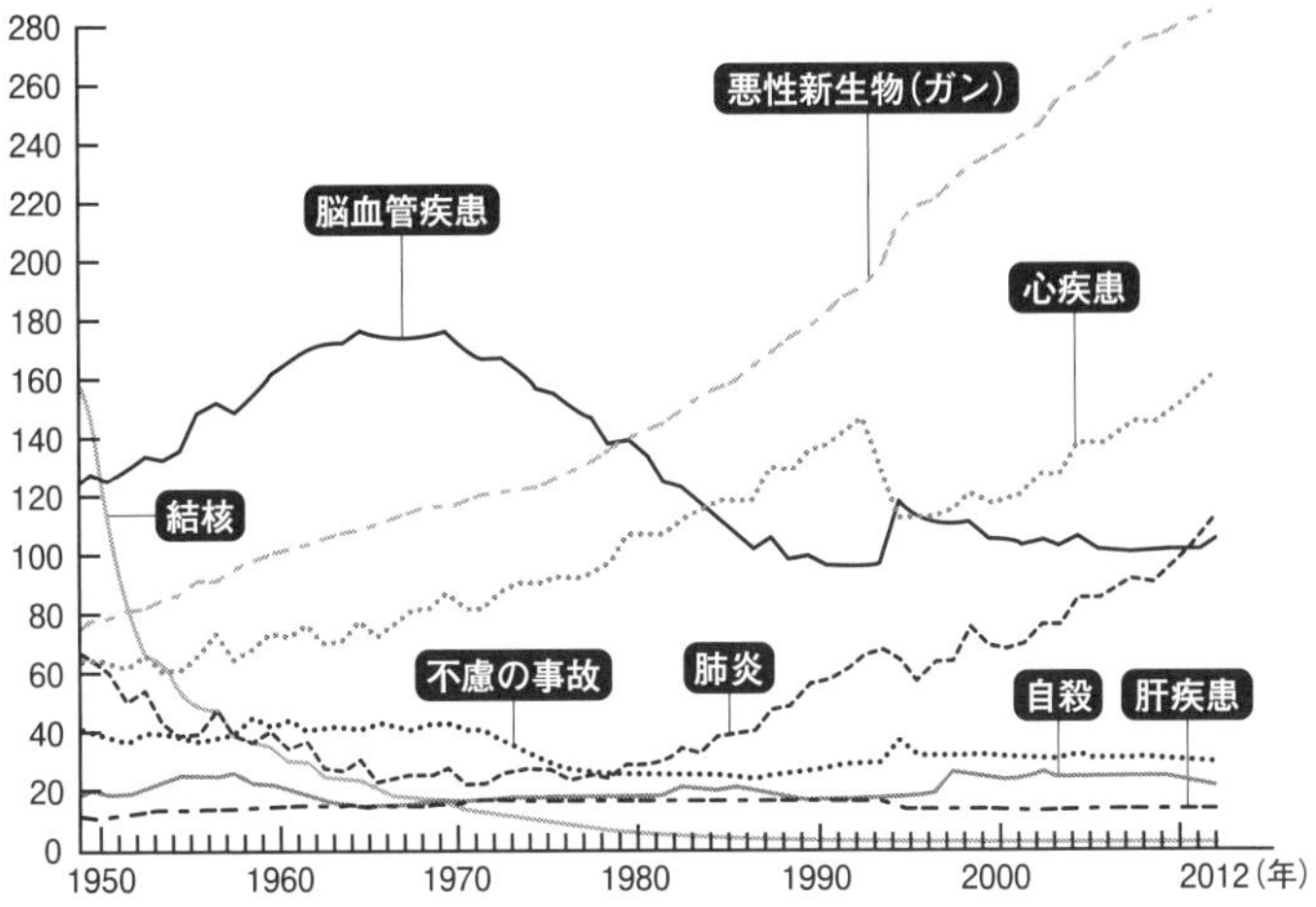

資料　厚生労働省「人口動態統計」
注1）1994年までの死亡率は旧分類によるものである。
注2）2012年は概数である。

図表3　米国の食物摂取状況の推移

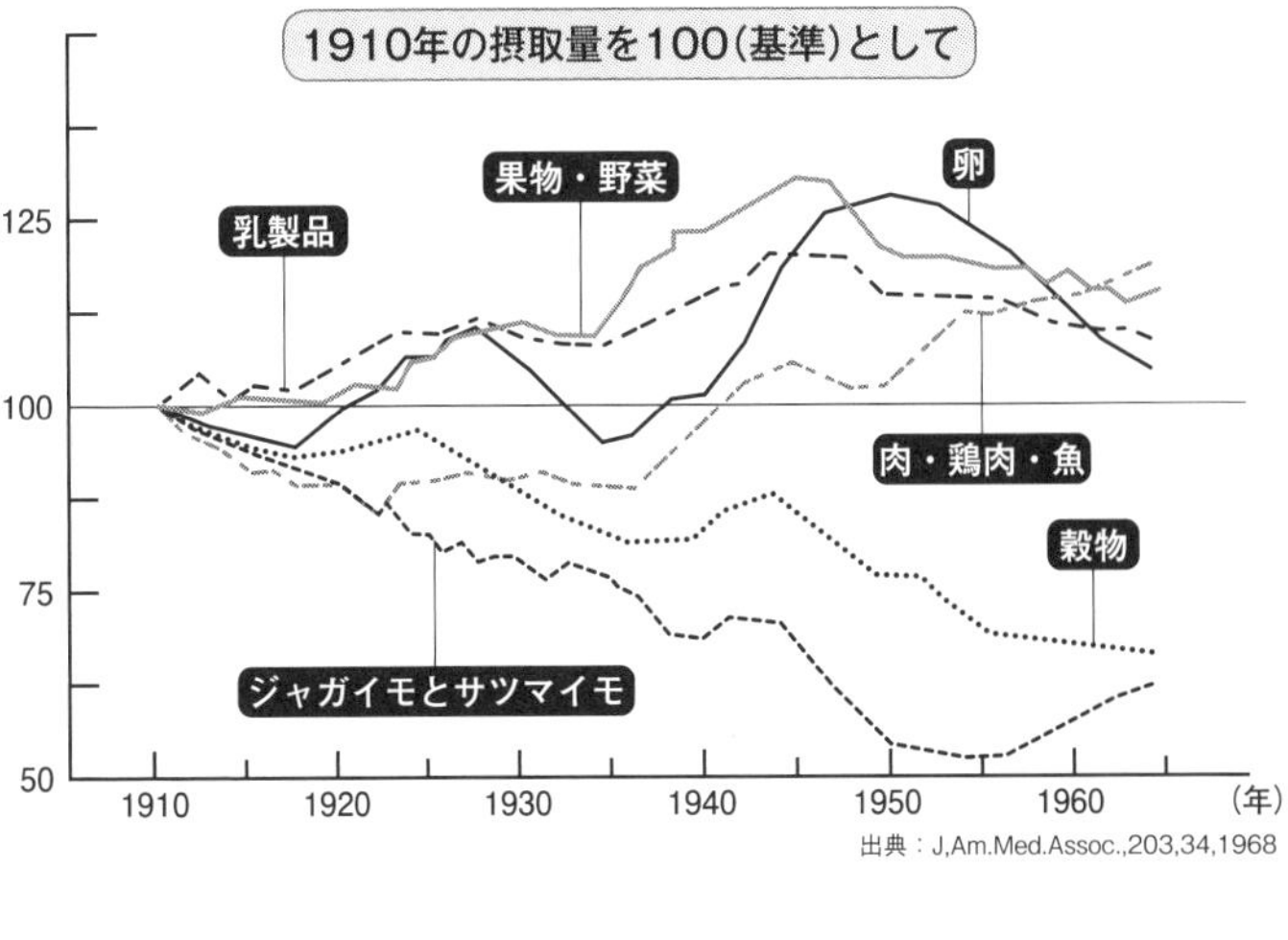

出典：J,Am.Med.Assoc.,203,34,1968

米国の臓器別、ガンの死亡率

図表4　女性

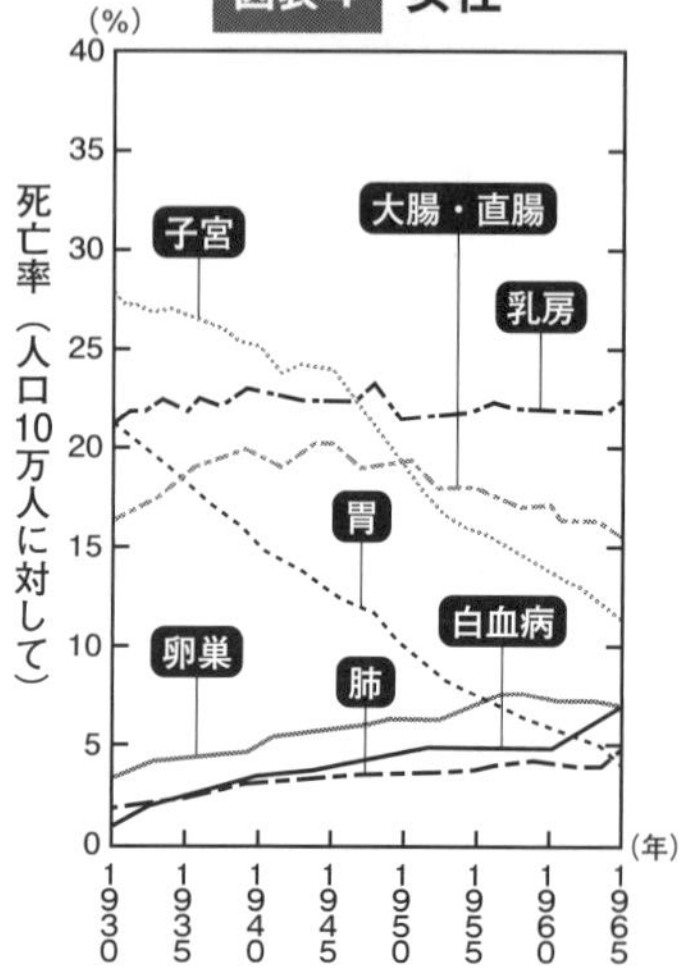

図表5　男性

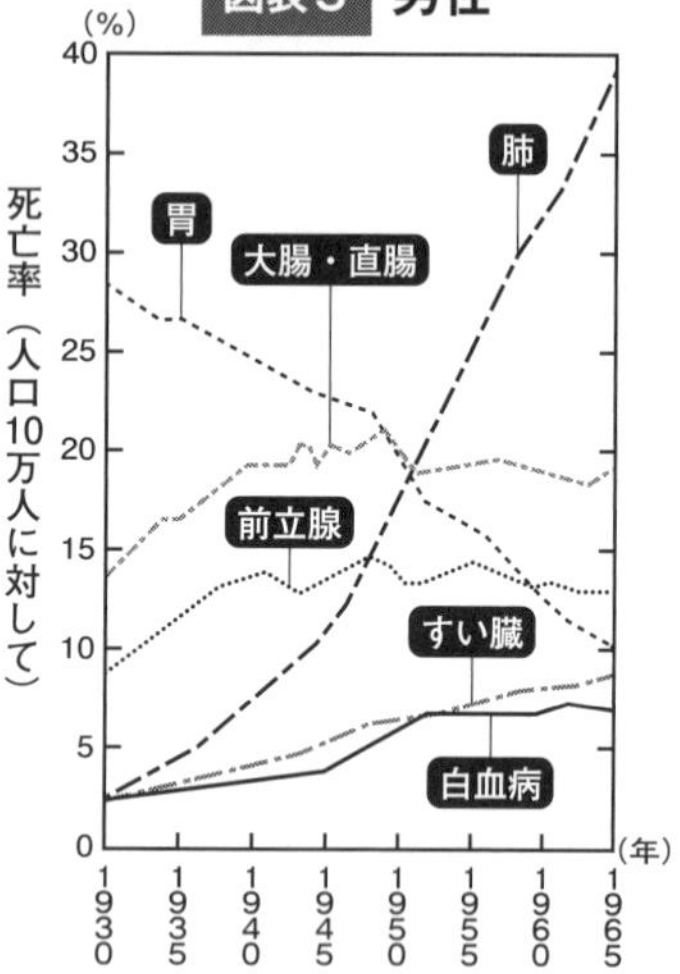

出典：J,Am.Med.Assoc.,203,34,1968

図表4に示されているとおり、食事の変化にともなって、米国でも女性の子宮ガン、胃ガンは減少し、乳ガン、卵巣ガン、白血病が増加しています。

また、図表5から男性も胃ガンが激減し、肺ガン、大腸ガン、前立腺ガン、すい臓ガン、白血病がふえていることがわかります。つまり、**米国においても「食の欧米化」による「ガンの欧米化」がもたらされてきた**のです。

このことから食物によって、病気は変わってくると言えます。

病気の始まりは血の汚れから

「万病《まんびょう》一《いち》元《げん》、血液の汚れから生ず」とは、漢方医学で2000年も前から言われてきた言葉です。「血液の汚れ」を現代医学から解釈すると、**血液内の老廃物**のこと。漢方医学的には、腎臓から尿として排泄《はいせつ》される尿酸、尿素ちっ素、クレアチニンなどはもちろん、血液中の常在成分である脂肪(コレステロール、中性脂肪)、糖、タンパク質などの栄養素、造血臓器で作られる赤血球、白血球、血小板などの血球、内分泌《ぶんぴつ》器から分泌されるさまざまなホルモン、肝臓やすい臓の細胞から逸脱してくるGOT、GPT、アミラーゼなどの酵素の多寡《たか》(主に多すぎ)も「血液の汚れ」として、とらえられているようです。

血液が汚れる、つまり**血液中に老廃物、過剰栄養素が多くなると、それを処理しようとするのが白血球**です。白血球は体外から侵入してくる病原菌やアレルゲン(アレルギーの原因物質)などをやっつける免疫細胞として知られていますが、第一の働きは、血液中の老廃物、有害物質の処理です。しかし、白血球が処理できないほど大量の老廃物が血液内、体内にたまってくると、体は次の反応で老廃物を処理しようとします。

①発疹

血液内・体内の老廃物を皮膚を通して排泄しようとするために起きます。

②炎症

バイ菌の力を借りて、体内で肺炎、ぼうこう炎、胆のう炎などの「炎症」を起こし、老廃物を燃やそうとします。発熱は老廃物を燃焼している状態です。

③動脈硬化、高血圧、出血、血栓《けっせん》

発疹や炎症を薬で抑え込んだ場合や、発疹や炎症を起こす体力のない人や老人の場合は、血液の汚れをコレステロールなどとともに、血管の内壁に沈着させて血液をキレイにしようとします。これが動脈硬化です。すると一時的に血液はキレイになりますが血管が細くなるので、心臓は力を入れて血液を押し出そうとします。これが高血圧。

しかし、同じような生活習慣が続くと、血液はまた汚れてきます。血管壁に老廃物を沈着させることには限度があるので、次は血液を血管外に排出(出血)させるか、固めて血栓を作って血液を浄化します。

④ガン腫

①〜③の反応を西洋医学では「病気」と見なして、抑え込みます。すると体内では「血液の汚れを浄化する最終装置」としてガン腫が発生します。この「ガン＝血液の汚れの浄化装置」説は、世界的な血液生理学者の森下敬一医博の高説です。

白血球は「体温が上昇(燃焼)」した時や「空腹」の時によく働きます。我々が寒いところより温かいところにいたほうが体がよく動くのと同じです。また我々が空腹の時は、血液中にも栄養素が不足します。すると白血球も「空腹」になるので、老廃物や病原菌を存分に貪食《どんしょく》(むさぼり食う)・処理してくれるのです。

つまり白血球の力＝免疫力を上げるには、**「体を温めること」「過食を避け、空腹の時間を作ること」**の2点に尽きます。

血を汚す5つの原因

「血液の汚れ」を作る主な原因は、次の5つが挙げられます。健康でいるためには、これらの状況を遠ざけるように、日々気をつけて生活することが大切です。

①過食

食べすぎると、当然血液中に糖、脂肪（コレステロール、中性脂肪）、タンパク質などの栄養物質が増加してきます。また、老廃物である尿酸、乳酸、ピルビン酸、クレアチニン、尿素ちっ素などもふえてきます。

②運動不足

体温の40％は、筋肉から生産されているので、ウォーキングなどの運動や筋肉労働が不足すると、体温が低下します。すると血液中の過剰栄養素（糖、脂肪、タンパク質）と老廃物の燃焼や排泄が滞りますから、血液が汚れてきます。

③ ストレス

心身に負担がかかると、体は防御のために副腎からアドレナリンやコルチゾールなどのホルモンを過剰に分泌します。その結果、血管の収縮、血圧の上昇などが起こると同時に、血液中に糖、脂肪、コレステロール、赤血球、血小板、尿酸などが増加し、血液がドロドロになってしまいます。

また、リンパ球（白血球の1種）が溶解され、免疫力が低下することも。

④ 冷え

冷えると血行が悪くなり、細胞の代謝が落ちます。すると数々の過剰栄養素と老廃物の燃焼や排泄まで悪化し、血液が汚れてきます。

⑤ 汚染物質

自動車の排気ガス、工場のバイ煙、ゴミ焼却炉からのダイオキシン、農薬から化学調味料、化学薬品にいたるまで、〝人工〟の物質が体内に入ってくると、これも血液を汚す原因になります。

病気の症状を抑えてはいけない

先に述べたように、発熱や炎症、動脈硬化や血栓、出血など、「病気」と呼ばれる種々の反応は、血液の汚れを燃やしたり、1ヵ所に固めたり、血管外に排泄して血液をキレイにしようとする浄血《じょうけつ》反応です。つまり**「病気は悪」ではなく、「血液の汚れを浄化している反応」**と言えるのです。

こう考えると、前述の森下敬一医博の「ガンは血液の汚れの浄化装置である」という高説が、俄然、信憑性を帯びてきます。

私どもの医学生時代から、ガンからはガン毒素(cancer toxin)が排泄されている、ということは医学書に記載されていました。これこそ、血液の汚れ(毒素)を1ヵ所に集めて、排泄している現象ではないでしょうか。

胃ガンは吐血、肺ガンは喀血《かっけつ》、大腸ガンは下血、腎臓ガンは血尿、子宮ガンは不正出血の症状が現れるとおり、ガンはある程度進行すると必ず「出血」をともなってきます。21ページで述べたように、「出血」も浄血反応であることを考えると、「ガンは血液の汚れの浄化装置」説に納得させられます。

西洋医学は、「ガンの原因は不明」とし、ガンという病気の「結果」を手術で摘出したり、放射線で焼却したり、抗ガン剤で抹殺したりすることに力を注ぎます。もちろん、ある程度の結果を得られる場合も決して少なくありませんが、「結果」だけを消去しようとする方法には、どこか限界があるのかもしれません。西洋医学だけでなく、漢方医学や民間療法にも目を向けて、それぞれのいいところを取り入れることが最良の治療法であると私は考えます。

実際、「発疹」や「炎症」、「発熱」、「食欲不振」などの症状を、やみくもに抗アレルギー剤や抗生物質、解熱剤で抑えるよりも、葛根湯《かっこんとう》、卵酒《たまござけ》、赤ワインの熱燗《あつかん》、レモンウイスキー（ウイスキーのお湯割りにレモン汁を加えたもの）などで、発汗、発熱を促すほうが、早く治ることもあります。

動脈硬化、高血圧、出血、血栓、ガン腫などに対しても「小食（空腹）」「体温上昇（運動、入浴）」などで血液を浄化することが、根本的治療法だと考えられます。

空腹が血をキレイにする

私は伊豆高原で、ニンジンリンゴジュース断食を行う保養所を、もう30年間、運営しています。これまで元首相から主婦、学生にいたるまで3万人以上が来所されました。最近は、お医者さんの来所も多くなっています。

「断食」は、大変なことだと思われる人が多いと思いますが、「空腹」は人を強く、丈夫にしてくれるのです。２０００年に、米国マサチューセッツ工科大学のレオナルド・ギャラン教授は、「人間も動物も、飢餓に遭うと細胞の中のサーチュイン(別名、長寿)遺伝子が活性化して病気を防ぐので、長生きできる」と発表しました。まさに、「空腹」の有効性が科学的に続々と証明されてきているのです。

では断食を始めると何が起こるのでしょうか。それは**排泄現象のオンパレード**です。例えば吐く息が臭《くさ》くなる、尿の色が濃くなる、たんや鼻水が多くなる、耳垂れが出る、舌苔《ぜったい》が厚くなる、発疹が出る、黒い便(宿便)が出る、女性の場合はおりものが多くなる、などの症状が現れます。**こうして出てきたものは、すべて体内、血液内の老廃物。つまり、血液が浄化されている**ことを示しています。

とはいえ、本格的な「断食」などしなくても、誰しもこの排泄現象を毎日経験しているのです。朝、目覚めた時のことを思い出してください。吐く息が臭い、鼻水や目やにが多い、尿が濃い、ことに気づくでしょう。なぜなら、寝ている間は誰でも「fast（断食）」しているからです。朝食が「breakfast」と言われるのは、睡眠中の断食(fast)をやめる(break)ことからきています。

つまり、体調が気になる人はプチ断食をするなどして、この空腹の時間を長く持てば、より血液の浄化が高まり、病気を防ぐことができるというわけです。もちろん、毎日しっかり運動し、食事はよく噛んで腹8分を守っており、まったく病気なし、健康診断に異常なし、という人は1日3食、食べられてよいでしょう。しかし、何か病気のある人、体調の優れない人は、「血液の汚れがある人」なのですから、消化ではなく排泄器官を活発に動かすために、朝食をとらない「朝だけ断食」をするとよいでしょう。

排泄を促すものを食べる

この世のあらゆる物事は「取り入れること」より**「出すこと」を先にする**ことで、健常性が成り立っています。そのことは、呼吸（吐いて吸う）、出入口（出て入る）、出納帳（支出と収入）、あるいは「オギャーと息を吐いて生まれ、息を引き取って死ぬ」などという表現からも、おわかりでしょう。

人体も然りで、「吸収」よりも「排泄」のほうが大事です。**「吸収は排泄を阻害する」**というのは生理の鉄則。食べれば食べるほど、消化のために胃や小腸に血液が集まり、排泄臓器である大腸や直腸、腎臓、ぼうこうへの血液の供給が少なくなるため、それらの働きが低下するのです。

よって、「食べすぎを避ける」「お腹がすいてから食べる」ことはもちろん、**排泄を促す食べ物を意識して食べるのもよい**でしょう。排泄を促す食べ物には、次のものが挙げられます。

①大便の排泄を促す食べ物

便秘をすると、大便とともに排泄されるべき種々の老廃物、過剰なコレステロール、中性脂肪、塩、発ガン性物質、ダイオキシンなどが血液に吸収されて、血液を汚します。よって腸を刺激し、排便を促す食物繊維を多く含む海藻《かいそう》、豆類、胚芽《はいが》(玄米、黒パン)、ゴマ、ゴボウ、タケノコを使った料理を食べましょう。

②小便の排泄を促す食べ物

血液中の老廃物の90%は、腎臓から尿として排泄されます。よって、利尿作用の強力なゴボウ、ヤマイモ、スイカ、ショウガ、キュウリ、緑茶、紅茶などを積極的にとりましょう。

③体を強烈に温める食べ物

汗(これも尿と同じ老廃物)をかくと、たんや鼻水が出やすくなり、小便や大便の排泄もよくなります。体温を上げると、排泄器官の働きがよくなるためです。

〝辛味〟は強力に体を温める作用がありますので、トウガラシ、山椒《さんしょう》、ショウガ、ネギ、ワサビなどを料理に存分に活用されるとよいでしょう。

炭水化物ダイエットは体に毒

「炭水化物ダイエット」「糖質制限食」などの言葉や同タイトルの本が、巷で見聞されるようになりました。炭水化物を否定するようなショッキングな本も、数十万部のベストセラーになっています。

炭水化物とは、簡単に言うと糖質と食物繊維が合わさったもののことですが、確かに糖尿病の人が「炭水化物制限食」を実行し、わずか数週間で血糖値が下がったという症例を、私も何度も拝見しました。しかし、短期間ならともかく「長期的に続けるのは、本当に健康にいいのか？」という疑問が湧いてきます。

なぜなら我々人間の歯は32本のうち、20本（62・5％）が穀物食用の臼歯《きゅうし》、8本（25％）が果物や野菜にかぶりつくための門歯《もんし》、残りの4本（12・5％）が肉や魚や卵を食べる肉食用の犬歯《けんし》です。つまり、人間は「穀物食」の動物なのです。その人間が、肉や乳製品など「高タンパク、高脂肪食」ばかりを食べることは、ゾウやキリン、牛、馬に肉食をさせるのと同じで、道理に合いません。

米国の名門、ハーバード大学は「糖質を減らし、タンパク質や脂肪を多くとる〝糖質制限食〟を20年間続行すると、〝糖尿病〟の発生率が高まる」と発表しました。日本でも、国立国際医療研究センター病院の糖尿病・代謝・内分泌科の能登洋医博らが、「総摂取カロリーにおける糖質の割合が低いグループ（A群：3〜4割）と、高いグループ（B群：6〜7割）の死亡率を比較したところ、A群がB群の1・31倍だった」と報告しています。

人体の細胞にとって、一番大切なエネルギー源は糖分です。低タンパク発作や低脂肪発作というものは存在しないのに、低血糖発作だけがあるのは、そのためです。血糖が下がると、極度の空腹感や疲労感、ふらつき、ふるえなどの症状が生じ、ひどくなると、痙攣《けいれん》や失神が起こることもあります。

何しろ「糖」は、地球上に初めてできた栄養素。人体の60兆個の細胞が、唯一のエネルギー源として利用しているものなのです。それを体（健康）に悪い、と考えることこそ、間違っているのではないでしょうか。

「塩分＝悪者」ではない

さらに昨今では、日本人の多くが「塩は健康に悪い」という固定観念にとらわれてしまっているようです。そもそも人体を構成する60兆個の細胞は、血液という塩水に浸かっているのに、なぜ「健康に悪い」のでしょうか。

「塩分」が悪者にされてしまった背景には、1950年代にアメリカのL・K・ダール博士が日本で行った調査があります。博士は「東北地方の人々の塩分摂取量はほかの地域の人々に比べて2倍も多く、その結果、高血圧の発生率も2倍である」と発表しました。

そこで「塩分＝悪」の図式ができあがり、1960年頃より、東北地方から全国に向けて、減塩運動が展開されました。にもかかわらず、今でも4000万人から5000万人の日本人が高血圧症である、とされています。

一方、1998年、世界的な権威のある医学誌『ランセット』に、ある興味深い調査結果が掲載されました。それは25歳から75歳までの約20万人を対象にした米国の国民栄養調査で、食塩摂取量と病気の関係について調べられたものです。そこでは、「食塩摂取量が少ないほど、死亡率（高血圧や脳卒中、心筋梗塞などによる）が高い」ことが明らかにされています。

このことからもわかるように、「塩＝悪者」と考えるのは早計ではないでしょうか。もちろん、何でもとりすぎはよくありませんが、塩は「神経伝達」「筋肉収縮」「消化液の成分」「体温上昇」などに不可欠なもの。多少とりすぎても汗や尿などで濃度が調整されることを原則とすれば、健康に悪いことはないのです。

むしろ自然塩は、約１００種類のミネラルのすべてを補ってくれる、貴重な食物。人体には鉄や銅、カルシウムなどのミネラルが欠かせませんが、そのミネラルをすべて含んだ自然塩は、まさに「生命のエッセンス」と言える、もっとも重要な栄養素なのです。もちろん、ナトリウムと塩素から成る食塩は、血圧が上がったり、胃ガンになったりする原因になるのでおすすめできませんが。

成分を含む食材
カブ、カボチャ、ニンジン、キャベツ、セロリ、レタス、トウガラシ(カロテン)、海藻類、アボカド、カキ(柿)、スモモ(プルーン、プラム)、パパイヤ、ミカン、アナゴ、イワシ、ウナギ、カツオ、コイ、サンマ、スズキ、タラ、ドジョウ、ハモ、ウニ、鶏肉、卵、牛乳、チーズ、ココア、チョコレート、ヨーグルト
キノコ類、イワシ、カレイ、サンマ、スズキ、タラ、ドジョウ、ヒラメ
カボチャ、ホウレンソウ、パセリ、海藻類、コメ(玄米)、ダイズ、ゴマ、ピーナッツ、アボカド、ブドウ、ミカン、クルミ、アナゴ、イワシ、ウナギ、サケ、サンマ、イカ、植物油、ココア、チョコレート、豆腐
キャベツ、ホウレンソウ、ダイズ、カキ(葉)、納豆
カブ(葉)、ニンニク、ピーマン、ハクサイ(ぬか漬けにするとふえる)、シソ、セロリ、タマネギ、トウガラシ、レタス、サツマイモ、サトイモ、コメ(玄米)、コムギ(小麦胚芽)、ソバ、ダイズ、海藻類、キノコ類、イチジク、スイカ、パイナップル、バナナ、ビワ(葉・種)、ブドウ、メロン、ウナギ、カレイ、コイ、ドジョウ、ヒラメ、アワビ、ウニ、タコ、豚肉、牛肉、チーズ、卵、黒砂糖、ハチミツ、ラッキョウ、豆腐、ココア、チョコレート、ビール
カブ(葉)、ネギ、ピーマン、シソ、セロリ、タマネギ、トウガラシ、ハクサイ(ぬかみそ漬け)、レタス、サトイモ、ダイズ、海藻類、キノコ類(マツタケ)、コメ(玄米)、コムギ(小麦胚芽)、ソバ、イチジク、スイカ、パイナップル、バナナ、ブドウ、メロン、イワシ、カツオ、カレイ、コイ、サケ、サバ、タイ、ドジョウ、ヒラメ、アサリ、アワビ、ウニ、シジミ、タコ、牛肉、牛乳、チーズ、卵、黒砂糖、ハチミツ、ココア、チョコレート、ヨーグルト、豆腐、納豆
ネギ、コメ(玄米)、コムギ(胚芽)、ピーナッツ、ブドウ、アジ、イワシ、カツオ、サバ、マグロ、タラコ、酵母、レバー
ジャガイモ、緑葉野菜、コメ(玄米)、コムギ(胚芽)、豆類、ピーナッツ、卵、ロイヤルゼリー、レバー、ビール
キャベツ、ピーマン、ニンジン、海藻類、コムギ(胚芽)、ダイズ、ピーナッツ、バナナ、イワシ、カツオ、サケ、サンマ、マグロ、魚肉、牛乳、納豆、レバー、酵母
海藻類、コムギ(胚芽)、カツオ、サンマ、アサリ、カキ(牡蠣)、シジミ、しょうゆ、みそ、レバー、酵母
ウメ、サクランボ、モモ、ビワ(種・葉)、リンゴやアンズ(種子)、モヤシ、ソバ、アワ
緑葉野菜、コムギ(胚芽)、豆類、ソバ、種子、ビール、レバー
カブ(葉)、キャベツ、ダイコン、トマト、ネギ、ピーマン、ホウレンソウ、レンコン、キュウリ、シソ、セロリ、タマネギ、トウガラシ、ナス、ハクサイ、パセリ、レタス、サツマイモ、ジャガイモ、海藻類、アボカド、イチゴ、イチジク、カキ(柿)、キウイ、グレープフルーツ、スイカ、パイナップル、バナナ、パパイヤ、ブドウ、ミカン、メロン、リンゴ、レモン、カキ(牡蠣)、緑茶
トマト、ピーマン、ナス、ミカン、レモン、ソバ
キャベツ、セロリ、パセリ、青ノリ、アスパラガス、卵、牛乳

◇ビタミン

		主な作用・効能	欠乏すると出やすい症状
脂溶性ビタミン	ビタミンA	成長、皮膚粘膜・視力・免疫などの働きに関与	成長不良、乾燥肌、視力低下、免疫力低下
	ビタミンD	骨・歯の代謝	くる病、骨粗しょう症
	ビタミンE	老化予防、抗動脈硬化、生殖	不妊、老化、動脈硬化
	ビタミンK	止血、肝機能	出血、肝機能低下
水溶性ビタミン	ビタミンB_1	炭水化物（糖）の代謝	脚気《かっけ》、疲労
	ビタミンB_2	解毒	口内炎、舌炎、肌荒れ、肝臓病
	ビタミンB_3（ニコチン酸）	糖・脂質代謝	ペラグラ（皮膚炎、口内炎、下痢）
	ビタミンB_5（パントテン酸）	体内のすべての代謝に関与	白髪、神経疲労、手足のしびれ
	ビタミンB_6（ピリドキシン）	タンパク代謝	貧血、皮膚病、神経炎、早老
	ビタミンB_{12}（コバラシン）	核酸の合成、タンパク代謝	悪性貧血、疲労、無気力
	ビタミンB_{17}（アミグダリン）	抗ガン	ガン
	コリン	抗脂肪肝	脂肪肝、胆石
	ビタミンC	膠原《こうげん》繊維の合成 免疫力増強	出血、感染
	ビタミンP	ビタミンCの働き強化	出血、潰瘍
	ビタミンU（キャバジン）	組織の新生、解毒、強肝	潰瘍、肝臓病

成分を含む食材
キャベツ、トマト、ホウレンソウ、レタス、海藻類、塩
キャベツ、パセリ、ジャガイモ、塩
カブ、キャベツ、トマト、ニンジン、ネギ、ホウレンソウ、シソ、ハクサイ、パセリ、レタス、ダイズ、海藻類、イチジク、スモモ(プルーン、プラム)、バナナ、ブドウ、ミカン、ゴマ、アユ、イワシ、カレイ、コイ、シラス、ソバ、黒砂糖、ハチミツ、ココア、チョコレート、ビール、ヨーグルト、豆腐
ゴボウ、ニンジン、ネギ、ホウレンソウ、キュウリ、シソ、タマネギ、パセリ、レタス、ジャガイモ、海藻類、ミカン、ウニ(リン脂質)、牛乳、チーズ、卵
ダイコン、トマト、ホウレンソウ、セロリ、レタス、海藻類、コメ(玄米)、コムギ(胚芽)、ブドウ、アユ、牛乳、チーズ、ココア、チョコレート、ビール
カブ、トマト、ニンジン(琥珀酸カリウム塩)、ホウレンソウ、キュウリ、パセリ、レタス、サツマイモ、ジャガイモ、海藻類、キノコ類、コメ(玄米)、カキ(柿)、スイカ、スモモ(プルーン、プラム)、バナナ、ブドウ、ミカン、メロン、黒砂糖、ハチミツ、豆腐、ココア、チョコレート、ビール
カブ、キャベツ、ダイコン、ホウレンソウ、レンコン、シソ、セロリ、ハクサイ、パセリ、レタス、海藻類、コメ(玄米)、コムギ(胚芽)、ソバ、イチゴ、スモモ(プルーン、プラム)、ブドウ、ゴマ、イワシ、カツオ、コイ、サバ、ドジョウ、アサリ、アワビ、カニ、カキ、シジミ、牛肉、牛乳、チーズ、黒砂糖、ハチミツ、豆腐、ココア、チョコレート、赤ワイン
コメ(玄米)、コムギ(胚芽)、ゴマ、キウイ、イカ、カキ(牡蠣)
キャベツ、ニンジン、タマネギ、パセリ、ジャガイモ
キャベツ、ホウレンソウ、海藻類、ダイズ、イワシ、カツオ、サバ、カキ(牡蠣)
ホウレンソウ、キャベツ、コメ(玄米)、コムギ(胚芽)、ゴマ、アユ、アサリ、イカ、カニ、カキ、タコ、卵、黒砂糖、ハチミツ、豆腐、ココア、チョコレート
ニンジン、ニンニク、ヒマワリの種、チーズ、海水、芝エビ、煮干し、抹茶、ゼラチン
ネギ、ホウレンソウ、海藻類、アユ、カキ、牛乳、チーズ、ヨーグルト
緑葉野菜、サヤインゲン、モヤシ、干しヒジキ、カキ(牡蠣)、ハマグリ、ズワイガニ、牛乳、納豆、レバー
海藻類、シイタケ、コメ(玄米)、コムギ(胚芽)、ソバ、アナゴ、ホタテ、牛肉、鶏肉、黒砂糖、レバー、ザーサイ
野菜全般、海藻類、シイタケ、イワシ、カツオ、カレイ、ワカサギ、ホタテ、海水
キュウリ、タマネギ、ニンジン、ピーマン、ホウレンソウ、コメ(玄米)、ピーナッツ、イチゴ、ブドウ、リンゴ、ホタテ

◇ミネラル（土の中の成分＝金属元素）

	主な作用・効能	欠乏すると出やすい症状
ナトリウム（Na）	浸透圧、酸・アルカリの調節	低血圧、労働意欲低下、疲労
塩素（Cl）	浸透圧、酸・アルカリの調節	消化障害
カルシウム（Ca）	骨・歯、神経、筋肉の働き調節	骨粗しょう症、不眠、神経過敏、頻脈
リン（P）	骨、神経、核酸の成分	骨粗しょう症、脳神経の働き低下
マグネシウム（Mg）	タンパクの合成、鎮静	精神不安定、心臓発作
カリウム（K）	酸・アルカリの調節、利尿	筋力低下、心臓障害、低血糖
鉄（Fe）	血色素の合成、細胞性免疫に関与	貧血、免疫力低下
銅（Cu）	造血	貧血、白血球減少、白髪
イオウ（S）	アミノ酸の合成	脱毛、湿疹、しみ
ヨード（I）	甲状腺ホルモンの原料	貧血、知的障害、成長不良
亜鉛（Zn）	核酸、タンパクの合成、酵素の成分	成長不良、精力減退、味・嗅覚低下
フッ素（F）	骨・歯の生理に関与	虫歯
マンガン（Mn）	生殖機能、乳腺機能の維持	糖尿病、精力減退、消化障害
コバルト（Co）	ビタミンB_{12}の構成成分	悪性貧血
クローム（Cr）	インスリン（血糖値を下げる）の働きを強化	糖尿病、コレステロール上昇
セレン（Se）	抗酸化	早老、肝障害、発ガン
ケイ素（Si）	皮膚・毛・骨・歯の生理	脱毛、シワ、爪の虚弱化

「冷え」が免疫力を下げる

「風邪は万病のもと」は昔からの格言です。「風邪」は英語で「common cold」または「cold」と言いますが、「cold」=「冷え」ですから、「冷えは万病のもと」とも言えるでしょう。また、約2000年前に書かれた漢方医学の原典の1つ『傷寒論《しょうかんろん》』には、文字通り「寒さに傷《やぶ》られた病気を論ずる」という意味があります。漢方医学は「万病は冷えからくる」と見なし、「冷え」への対処法を追究した学問なのです。

私たちの体は、寒い時は手足がかじかみ、全身もかたくぎこちなくなります。血液内の免疫細胞である白血球も同様に、体温が低くなると活動性が鈍ります。つまり老廃物や病原菌を処理したり、殺菌したりする力が低下すると考えてよいでしょう。**「体温が1度低下すると免疫力は約30％下がる」**とも言われています。

「万病のもと」の風邪は冷えの病気ですし、肺炎、気管支炎などの炎症疾患も寒い冬に多発します。アレルギー疾患も主に低体温の人が発症します。1日のうちで、気温と体温がもっとも下がるのは、午前3時から5時ですが、この時間帯は、健康にとって「魔の時間帯」と言ってもよく、24時間中、死亡率が一番高くなります。ぜんそくや異型狭心症《いけいきょうしんしょう》の発作ももっとも多発し、不眠症の人が早朝覚醒するのも、この時間帯です。自殺者の一番多い時間が、午前5時という統計もあるようです。

また、体温が1度低下すると、免疫力だけでなく**「代謝も約12％落ちる」**とされています。代謝（metabolism）が低下すると、体の中の糖や脂肪などのエネルギー源が燃焼し切れずに残り、高血糖（糖尿病）、高脂血症、肥満になりやすくなります。これこそが「メタボ」。メタボリック・シンドローム（metabolic syndrome）は「内臓脂肪症候群」と意訳されていますが、本質は「代謝低下症候群」であり、「低体温症候群」と言えるでしょう。

さらに、ガン細胞は35・0度でもっとも増加し、39・6度で死滅するとされています。

改めて言いますが、**「すべての病いは冷えから」**なのです。

水の飲みすぎはよくない

先に述べたとおり、「冷えは万病のもと」です。ですから健康のためにはなるべく体を冷やさないようにすることが大事なのですが、日本人の体温は年々下がってきているようです。日本人の平均体温は、50年前は約36・9度でしたが、今では36・0度前後と、約1度も低下しています。

では、なぜ日本人の低体温(冷え)化が進んでいるのでしょうか。その原因には生活習慣の変化が大きく影響しています。代表的な原因に、次のものが考えられるでしょう。

①筋肉運動、筋肉労働の不足
②塩分摂取の極端な制限
③水分のとりすぎ
④クーラーの使いすぎ

⑤ **湯船に入らず、シャワーだけで済ませる入浴習慣**
⑥ **体を冷やす食物のとりすぎ**

特に、③の「水分のとりすぎ」は、「冷え」や「病い」と密接に結びついています。その関係性について、もう少し詳しくご説明していきましょう。

日本人の死因第2位である心筋梗塞と、第4位の脳梗塞はともに血栓が原因です。そのため、西洋医学では、血液をサラサラにするために、「毎日水を2ℓ以上飲みなさい」、「水分をこまめに補給しましょう」などという指導がなされています。

しかし、これにはおおいなる疑問を感じます。

ドブ川は、水を大量に流せば汚れが一緒に流されるのでキレイになります。ですが、血栓の原因物質であるコレステロールなどの脂、フィブリン(タンパク質)、赤血球や血小板などは、たくさん飲んだ水分が血液中に入ってきても、尿のほうに流れていくことはありません。もし赤血球が尿と一緒に出ていけば「血尿」、タンパク質が出ていけば「タンパク尿」という「病気」になってしまいますし、コレステロール尿、血小板尿などというものは聞いたことがありません。

つまり、水を大量にとって、その水が血液中に入ってきても、余分な水だけが尿のほうに流れていくだけで、血液がサラサラになることはないのです。それどころか、水分のとりすぎは、我々の健康に悪影響を及ぼしてしまいます。なぜなら**「水は飲んだ分だけ尿として排泄されるわけではない」**からです。

水分をとりすぎて「むくむ」人はたくさんいますが、これは、余分な水分が皮下組織にたまって起きる現象です。皮下組織以外にも、胃腸の管、鼻水をためる副鼻腔、涙をためる涙のうなど、余分な水分がたまりやすい場所は多く、尿として排泄されないことは意外に多いもの。この状態を、漢方では２０００年も前から**「水毒症」と呼び、「水は毒にもなる」**と警鐘を鳴らしているのです。

小児が寝冷えすると下痢（水様便）をする（冷→水）、雨にぬれると冷える（水→冷）、雨の降る日や寒い日は、リウマチや神経痛がひどくなる（水、冷→痛）などは、よくあることです。つまり「冷」「水」「痛」の事象は、左の図のようにお互い関連しているのです。この事象の関係性は、小生が考案したので、〝石原式「冷」「水」「痛」の三角関係図〟と勝手に命名させてもらっています。

石原式「冷」「水」「痛」の三角関係図

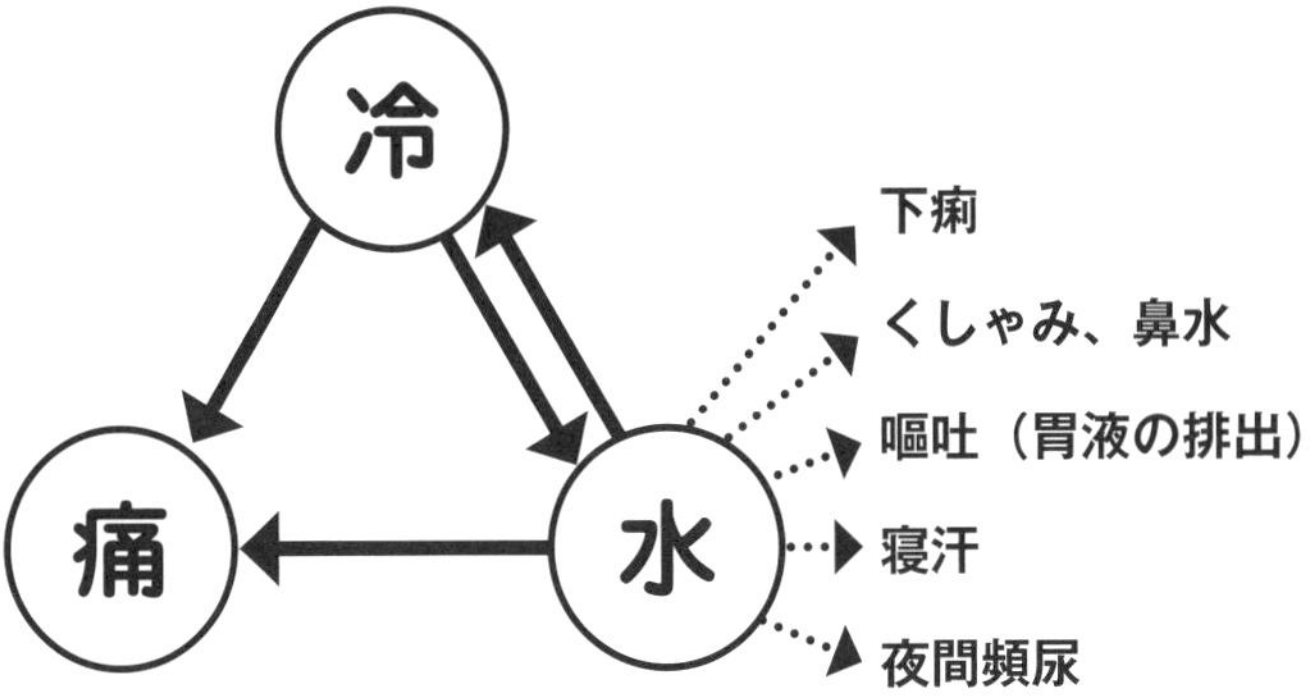

体は冷えたり体内に水分がたまったりする（水毒）と、冷えの原因となる「水分」を排泄して体を温めようとします。それが「寝冷え↓下痢」、「風邪↓くしゃみ、鼻水」、「偏《へん》頭痛↓嘔吐《おうと》（胃液という水分の排泄）」、「大病↓寝汗（水分を捨て、体を温める）」、「老人↓夜間頻尿（低体温の老人がさらに体温を下げないように、水分を捨てる）」などの反応です。

「アレルギー」も、漢方医学では昔から、「水毒症」と考えられていました。アレルギー性結膜炎・鼻炎↓涙・鼻水、ぜんそく↓薄い水様たん、アトピー↓湿疹というように、これらはすべて、余分な水分を体外へ捨てようとする反応なのです。

1日1回は汗をかくこと

「すべての病いは冷えからくる」と述べましたが、逆に、体内のさまざまな化学反応や細胞の働きは37・0度前後という温かい状態でもっとも活発に行われるとされています。**1度の体温上昇で免疫力は一時的にせよ、5〜6倍になります。**だからこそ人間も動物も、病気やケガをすると発熱して治そうとするわけです。

お風呂、温泉、サウナへの入浴、運動や肉体労働などをすると汗が出ます。汗が出始める頃は、体温が1度上昇しており、左記のような効果があることが、科学的に証明されています。

①白血球の力（免疫力）が高まる

②脳内でのβ-エンドルフィン（体内のモルヒネの意）の分泌が多くなり、痛みがやわらぐ

③血流がよくなる

④　疲労物質である乳酸の産生が抑制され、こりや疲れが軽くなる

⑤　HSP（ヒートショックプロテイン＝熱ショックタンパク）が作られる

ＨＳＰは病気やケガで傷ついた細胞内の、タンパク質の修復や再生を促し、病気やケガの治りを早くするとされています。

⑥　ガン細胞のアポトーシス（＝自殺）を促進する

よって、健康になるためには、「1日最低、1回は汗をかく」習慣を作ることが大切です。

江戸の落語には、「風邪にも、発疹にも、下痢にも、発熱にも、葛根湯《かっこんとう》しか処方しない」という「葛根湯医者」が出てきます。葛根湯は、葛《くず》の根、麻黄《まおう》、ショウガ、桂枝《けいし》、芍薬《しゃくやく》の根など、体を温める生薬からなるもので、服用後30分もすると体温を上げ、発汗を促します。葛根湯医者は小バカにされつつも、それでほとんどの症状を治したようです。彼は、「体が温まると免疫力が上がり、万病が治る」という医学の本質をとらえていたのかもしれません。

体温を36・5度以上に

1日1回汗をかくことを繰り返していると、体温がどんどん上がってきます。1日の平均体温に達するのは午前10時頃ですが、この時の体温が36・5度以上になっているのが理想。そのためには、次のような行動が効果的です。どれか1つでも、できることからやってみてください。

①筋肉運動（スポーツ）や筋肉労働をする

体温の40％は筋肉から産出されるので、ウォーキング、テニス、水泳などの運動を積極的に行い、家事や労働も率先してこなすと、自然と体温が上がります。

②風呂、サウナ、岩盤浴などをおおいに活用する

気持ちよいと感じる湯温の風呂に10分～20分浸かると、体温が1～2度上昇します。なお、サウナや岩盤浴では、それ以上の体温上昇が期待できます。

③衣服、特に腹巻きで体を温める

手袋、マスク、ショールだけでも、それぞれ衣服1枚分の保温効果があります。

また「腹巻き」は腹を温めるので、腹の中にある胃腸、肝臓、すい臓、脾臓《ひぞう》、腎臓、子宮、卵巣などへの血流をよくします。その結果、それぞれの「内臓の働き＝代謝」が上がり、全身が温まります。実際に1日中、1年中「腹巻き」を着用したら、「長年の頭痛がよくなった」「便秘が治った」「尿の出がよくなり、むくみがとれた」「生理不順・生理痛が改善した」「風邪をひかなくなった」など、種々の病気や不調が改善したというお便りや報告をずいぶんいただいています。

④ **カラオケで歌う**

「歌う」と、腹筋、横隔膜《おうかくまく》、大胸筋、僧帽筋《そうぼうきん》（背中）などの筋肉が動くので、体が温まります。また「歌う」ことは「息を吐く」ことでもありますが、息を吐くと、体内・血液内の揮発《きはつ》性の老廃物が肺を通して呼気で排出され、血液がキレイになります。さらに、副交感神経の働きがよくなり、気持ちもリラックスして、血流もよくなるので、いっそう体温が上がります。

⑤ **体を温める食べ物を中心に食べる（次ページから詳しくご説明します）**

陽性食品と陰性食品

西洋医学・栄養学では、食物の価値は含まれる栄養素の多寡で判断され、その食物を食べると体が温まるか、冷えるか、といった概念はありません。しかし、漢方医学では2000年も前から、**体を温める食物を「陽性食品」**《ようせい》、**体を冷やす食物を「陰性食品」**《いんせい》、**そのどちらでもない食物を「間性食品」**《かんせい》と区別し、健康増進や病気の治療に役立ててきました。

陽性食品は「赤・橙《だいだい》・黒色」「北方産」「水分が少なくてかたい」「塩辛い」「動物性、植物性なら根菜」など。陰性食品は、「青・白・緑色」「南方産」「水っぽくてやわらかい」「酸っぱい」「植物性、特に葉菜」などの特性があります。そして、間性食品は「黄〜うす茶色」「北方産の果実」などの特徴があり、具体的には人類が主食にしてきた玄米や黒パン(白パンは陰性)、ソバ、イモ類などです。

また、人間の体質も陽性と陰性に分けられます。基本的に、女性はほとんどの

◇ 漢方における食べ物の陰陽表

陽性	間性	陰性
赤、橙、黄色のもの 黒っぽいもの （海藻、アズキ、黒豆） 北方産 かたいもの 根菜 （ゴボウ、ニンジン、 レンコン、ショウガ、 ヤマイモ） メンタイコ 塩、みそ、しょうゆ 日本酒、赤ワイン、梅酒、 お湯割りのウイスキー	黄～うす茶色のもの （玄米、玄麦、黒パン、 トウモロコシ、イモ類、 ダイズ） 北方産の果実 （リンゴ、ブドウ、 サクランボ、スモモ）	青、白、緑色のもの （白砂糖、白パン、 化学調味料、化学薬品） 南方産 （バナナ、パイナップル、 ミカン、レモン、メロン、 トマト、キュウリ、 スイカ、コーヒー、緑茶） 水っぽくて やわらかいもの 葉菜類 酢 水、牛乳、ビール、 ウイスキー、コーラ

人が陰性体質ですが、男性の場合は人によって変わってきます。どちらの体質か、端的に見分ける方法として、早くから髪の毛が薄くなり、顔色がツヤツヤで動作が活発な男性は陽性体質、40歳すぎても髪の毛が多くて白髪になりやすく、長身で色白の男性は陰性体質です。

陽性体質の人は、主に陰性食品と間性食品を、陰性体質の人は、主に陽性食品と間性食品を食べると、中庸の間性体質にすることができます。陰と陽のバランスを取ると、健康を保て、病気も治りやすい、ということになります。

体が欲するものを食べればよい

陽性体質の人が陽性食品を食べると、さらに体内に熱と栄養をためすぎ、陰性体質の人が陰性食品を食べるとさらに体を冷やしてしまいます。すると、不健康になり、病気にかかりやすくなる、と漢方医学では考えられています。

とはいえ、1日の労働量や運動量、生活の仕方によって、体質は時々刻々と、変わるものです。陽性体質の人でも、朝から晩まで1日中デスクワークをしていたら、体が陰性体質に近づいていますから、日本酒の熱燗やメンタイコなどの陽性食品が欲しくなるものです。逆に、冷え性の人(陰性体質)でも、十分に運動をした後やサウナに入った後は、体温が上昇傾向にありますから、酢の物、牛乳、ビール、サラダなど陰性食品を「食べたい・うまい」と感じるものです。そのような場合は、食べたいものを食べてかまいません。本来、人間は動物であるゆえ、本能が体の状態をすべて把握しており、適切な判断をしてくれるからです。

2008年の北京オリンピック、2012年のロンドンオリンピックの体操男子個人総合で、それぞれ銀メダル、金メダルを獲得した内村航平選手が、野菜嫌いで大のチョコレート好きなのは、有名な話です。米国の大リーグで大活躍しているイチロー選手も野菜嫌いで、肉や寿司が大好物という肉食です。

なぜでしょう。内村選手もイチロー選手も、色白で細身の陰性体質だからです。スポーツで鍛えることで、ほかの一般人よりも筋肉の発達した体格をしていますが、もとは陰性体質だからこそ、陰性食品の野菜が嫌い、と考えられます。

このように、**偏食はおおいに結構。**「食物の種類」は、好き嫌いあって然り。本能で選んで食べてよい、というより、むしろそうしたほうが体によいのです。

しかし、「食物の量」については、本能に従うと大食いになり、糖尿病、脂肪肝、痛風、ガン、血栓など「食べすぎ病」の原因になります。昔の人の経験から出た格言、**「腹8分に病いなし、腹12分に医者足らず」**の深い意味を肝に銘じて、**小食を心がけること。**これこそが、飽食・美食の中で暮らしている我々現代人にとっては重要な習慣なのです。

あなたの体質チェックテスト

下記の表の各項目において、自分に当てはまるものを「A、B、C」の中から、チェックしてください。

A＝1点、B＝0点、C＝－1点として計算します。

	A	B	C
身長	中程度～低い	中程度	長身
肉付き	固太り	どちらとも言えない	やわらかい
姿勢	背筋まっすぐ	どちらとも言えない	猫背
顔立ち	丸顔	どちらとも言えない	面長
髪の毛	うすい（ハゲ頭）	年齢相応	多い （年を取ると白髪）
首	太くて短い	どちらとも言えない	細くて長い
目	細くて一重まぶた	二重で細いか 一重で大きい	大きくて二重まぶた
肌の色	赤～褐色	色白でも色黒でもない	色白～青白い
声	太くて張りがある	どちらとも言えない	小さい、かすれる
話し方	速くて攻撃的	どちらとも言えない	ゆっくりとして 穏やか
行動	速くて力強い	どちらとも言えない	ゆっくりとして 弱々しい
性格	積極的、楽天的、 自信満々、明るい	どちらとも言えない	消極的、暗い、 悲観的
体温	高め	36.5℃前後	低め
脈拍	強い	中程度	弱い
血圧	高め	正常範囲内	低め
食欲	おおいにある	普通	あまりない
大便	太くてかたい	普通	軟便か、細くて 便秘ぎみ
尿	濃い	黄色	うすくて透明に近い
尿の回数	5～6回／日	7回前後／日	8回以上か 4回以下／日

4点以上…………陽性体質
3点～－3点……間性体質（ちょうどよい）
－4点以下………陰性体質

第2章

〝医者いらず〟の食事法

ニンジンリンゴジュースは〝万能薬〟

健康を保つために私が約40年も前からおすすめしているのがニンジンリンゴジュースです。ニンジンのもっとも特徴的なところは、活性酸素を除去すると考えられているβ－カロテンを豊富に含むこと。活性酸素とは体内の酵素や核酸と結びついて細胞を傷つけたり、ガンを誘発したりすると言われています。この活性酸素と闘うβ－カロテンのほか、ビタミン類、イオウ、リンなどのミネラルを多く含むニンジンは、まさに「生命のエネルギーにあふれている」と言えます。

一方、リンゴはビタミン類や糖類、リンゴ酸などの有機酸、食物繊維のペクチン、オリゴ糖、ポリフェノールなどを含んだ、薬効たっぷりの果実。この2つを合わせてジュースとして取り入れると、豊富なビタミン、ミネラルの働きにより、老廃物の排泄が促されます。ニンジンリンゴジュースとは、栄養満点なうえに、血液をキレイにし、病気を遠ざけてくれる〝万能薬〟なのです。

ニンジンリンゴジュースの作り方
コップ3杯分（540～600㎖）

材料	
	ニンジン…2本
	リンゴ…1個

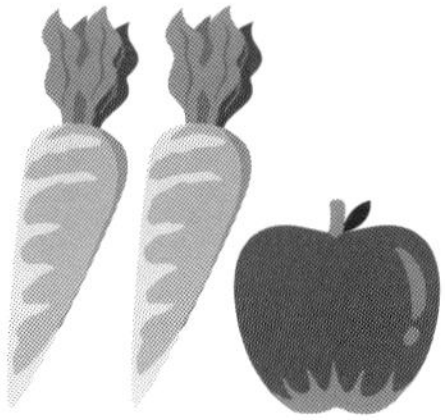

1 ニンジンとリンゴをタワシでゴシゴシと洗う。

アドバイス

タワシで洗うのは、農薬を落とすためです。ニンジンリンゴジュースに含まれるビタミンA・B群・C・E・Pなどのビタミンや、カルシウム、ヨード、セレニウムなどのミネラルは農薬や化学肥料を解毒してくれることがわかっています。しかし、あらかじめタワシでしっかり落としておくことが大切です。

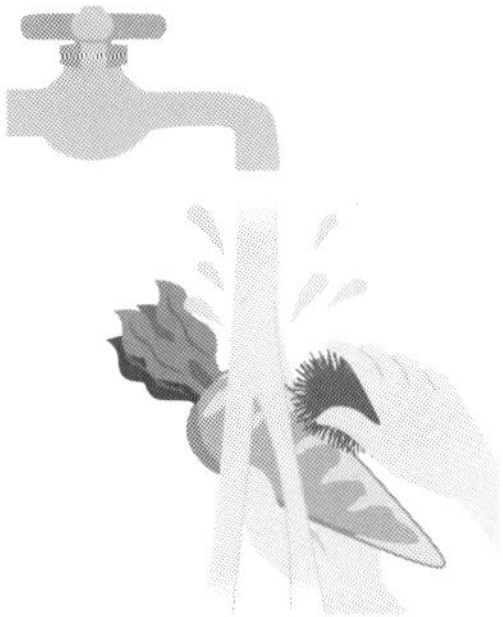

---

2 ニンジンとリンゴを、皮をむかずに適当な大きさに切り、ジューサーにかける。リンゴの種子も一緒にジュースにするのがポイント。

アドバイス

皮ごとジュースにしたほうが、さまざまなビタミンやミネラルをより多く吸収できます。同様に、リンゴの種子も一緒に取り入れることで、抗ガン作用があるとされる、ビタミンB_{17}を摂取することができます。

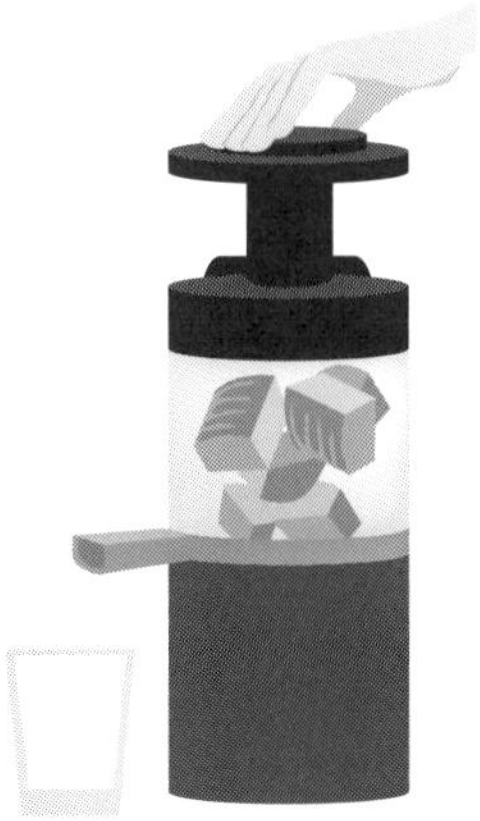

ニンジンリンゴジュースの飲み方

ポイント1

レモン汁を加えてビタミン補給！

ニンジンリンゴジュースにはビタミンCも含まれていますが、残念ながら少量です。

そこで、ビタミンCを補給するために、レモン汁を加えましょう。より栄養価の高いジュースになります。

ポイント2

朝、昼、夜のいつでも飲める

1日のうち、いつ飲んでもかまいませんので、飲んでみて、調子がよいと感じる時間を選んでください。ただし、飲むと満腹感を得られて食事が進まなくなることもあるので、断食やダイエット目的でなければ、食前より食後のほうがいいでしょう。

ポイント3

夜に作ったジュースを朝飲むのもOK

作ってすぐに飲むにこしたことはありませんが、朝作ったものを夜に、前夜に作ったものを朝に飲んでも十分な効果があります。それでも半日以内には飲み切りましょう。持ち歩く場合は魔法ビンに入れると、栄養成分の損失が少ないと思われます。

冷え性の人の飲み方

ニンジンには、体を温める作用がありますが、ジュースにすると「体が冷えてしまう」という方もいらっしゃると思います。そのような方は、次のような飲み方をお試しください。

それでも冷えてしまう方は、以下のように、温かいスープにして飲んでみましょう。

- ニンジンだけのジュースをコップ半分くらい（約100㎖）から飲み始め、少しずつふやしていく。
- すき焼き、焼き肉、焼き魚、うどんなど、体を温める食べ物を食べてから飲む。
- ニンジンの薬効であるβ-カロテンは、熱に強いので適度に温めて飲む。
- ジュースを飲んだらすぐにお風呂に入って体を温める。
- 運動した後に飲む。

ニンジンスープの作り方（5人前）

材料	
	ニンジン…4.5本
	タマネギ…1/8個

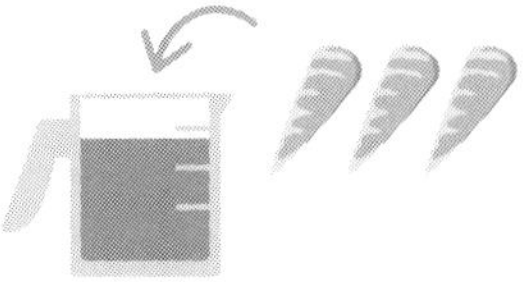

1 ニンジン3本を皮ごとジューサーにかける。

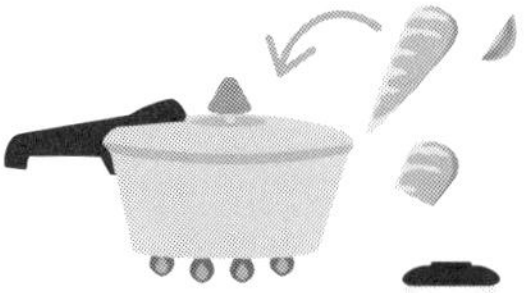

2 圧力鍋に**1**と、乱切りにした残りのニンジンとタマネギを入れて、弱火で1分間煮込む。

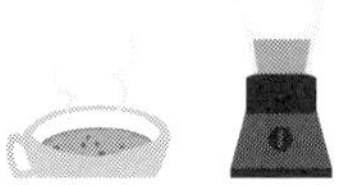

3 **2**を冷ましてから、ミキサーにかけ、さらに温めて飲む。

ショウガ紅茶は〝最強の温めドリンク〟

インドの伝承医学「アーユルヴェーダ」の書物には、ショウガは「神からの治療の贈り物」と記されています。また、漢方医学でも「体を温め、すべての臓器の働きを活発化させる」と言われており、漢方薬の約7割に使われています。

実際、ショウガには、①体を温める、②免疫力を上げる、③発汗、去たんを促す、④せきを鎮める、⑤解熱など、さまざまな作用があることが証明されています。そして、この薬効をより効果的に取り入れられるのが「ショウガ紅茶」なのです。紅茶に含まれるカフェインは、利尿作用を発揮し、「水毒」（P42参照）を防いでくれます。また赤い色素、テアフラビンには強力な抗酸化作用があり、体内で発生した活性酸素の除去に役立つほか、風邪ウイルスなどを殺菌すると言われています。体を温める陽性食品なので、〝冷え取り〟効果を発揮するショウガとの相性は抜群。組み合わせると〝最強の温めドリンク〟と言えるでしょう。

ショウガ紅茶の作り方

材料	ショウガ…約10g(親指大)	黒砂糖またはハチミツ…適量
	水…180mℓ	紅茶のティーバッグ…1袋

1 ショウガを皮付きのまま、すりおろす。

2 小鍋で水を沸騰させてから1を入れ、茶こしでこしながらカップに注ぎ、ティーバッグを入れる。お好みで黒砂糖かハチミツを入れる。

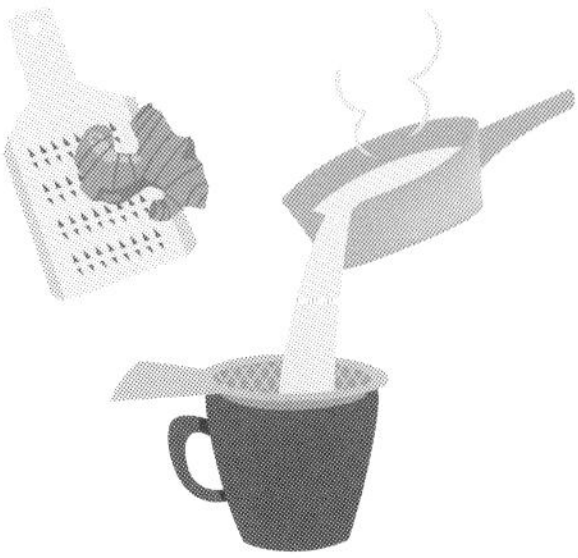

ショウガ湯の作り方

材料	ショウガ…約10g(親指大)	本くず粉…小さじ1/2
	水…180mℓ	黒砂糖またはハチミツ…適量

1 ショウガを皮付きのまま、すりおろす。

2 小鍋で水を沸騰させてから、1と少量の水(分量外)で溶いた本くず粉を入れる。

3 混ぜながらもう一度沸騰させて、湯飲みに注ぐ。お好みで黒砂糖かハチミツを入れる。

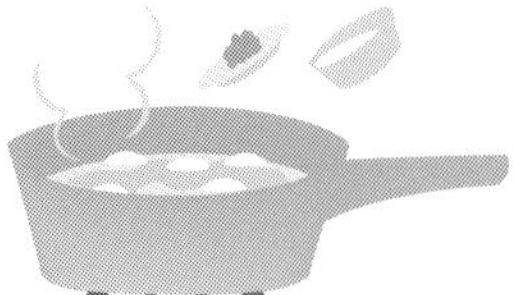

アドバイス

本くず粉は、体を温め、発汗を促します。紅茶やカフェインが苦手な人におすすめ。

ショウガの飲み方・食べ方

ポイント1 なるべく1日3〜6杯飲む

ショウガ紅茶の薬効をより効果的に得るために、1日3〜6杯は飲むことを心がけてください。のどがかわいていない時に飲む必要はありませんが、水分をとりたくなった時はなるべくショウガ紅茶を飲むようにしましょう。特に冷え性の人などは、1週間続ければ、体が温まっていることに気づくでしょう。

ポイント2 白砂糖ではなく黒砂糖を入れる

黒砂糖を入れると、温め効果が増します。白砂糖は陰性食品ですが、黒砂糖は陽性食品。黒砂糖ならそれだけで体を温めるうえ、ビタミンやミネラルも豊富に含まれています。体が温まって代謝が上がり、糖や脂肪の燃焼が促されるので、ダイエット中の人でも黒砂糖を入れたほうが効果的です。

ポイント3 朝食前と入浴前に飲む

体温の低い起床直後（ニンジンリンゴジュースを飲む前でも後でも可）に飲めば体が温まり、胃腸などの臓器が活発に動きだして、1日の好スタートが切れるでしょう。また入浴前に飲むと、相乗効果でより体温が上昇し、大量に発汗するので、余分な水分や老廃物がスムーズに排出されます。

ポイント4 料理にも加える

普段の食事でもショウガをより多く取り入れるように心がけてください。すりおろしたり、刻んだりしたものをみそ汁やスープ、めん類や煮物に入れてみてもいいでしょう。市販のチューブ入りおろしショウガを持ち歩き、外食時に料理に加えるのもおすすめです。

ポイント5 皮付きのまま使う

ショウガの皮のすぐ下には精油の成分が凝縮されており、殺菌効果が期待できます。乾燥すると、精油に含まれる成分は変化してほかの成分に変わったり、なくなったりするので、できれば皮ごとすりおろして使いましょう。ただし、農薬の心配があるので、なるべく国産のものや無農薬のものを使用すること。

石原式 基本的な1日のメニュー

●朝はニンジンリンゴジュースで〝プチ断食〟を

健康の要《かなめ》である腹8分目にするためには、食欲や時間がなかったりすることの多い朝の食事を抜くことが一番容易ではないかと思います。それに、睡眠中の断食を経た朝は、体内の臓器が老廃物を排泄しようとしている時であり、「食べるより出す」ことに向いています。よって、朝はニンジンリンゴジュースのみの〝プチ断食〟をするとよいでしょう。

●昼は消化によい、ソバ

昼は消化によく、栄養価も高くて体を温めるものを食べましょう。そこでおすすめなのがソバ。ソバは消化がよく、8種類の必須アミノ酸のほか、豊富なビタミン、ミネラル、糖分などを存分に含みます。体をより温めるため、陽性食品のトウガラシやネギなどの薬味をたっぷり入れて食べるのがおすすめ。またソバに飽きたらうどんやパスタ、ピザなどを食べるのもよいでしょう。

●小腹がすいたら「黒いお菓子」

お腹がすいた時は、チョコレートや黒砂糖、黒アメなどを食べましょう。エネルギー源となる

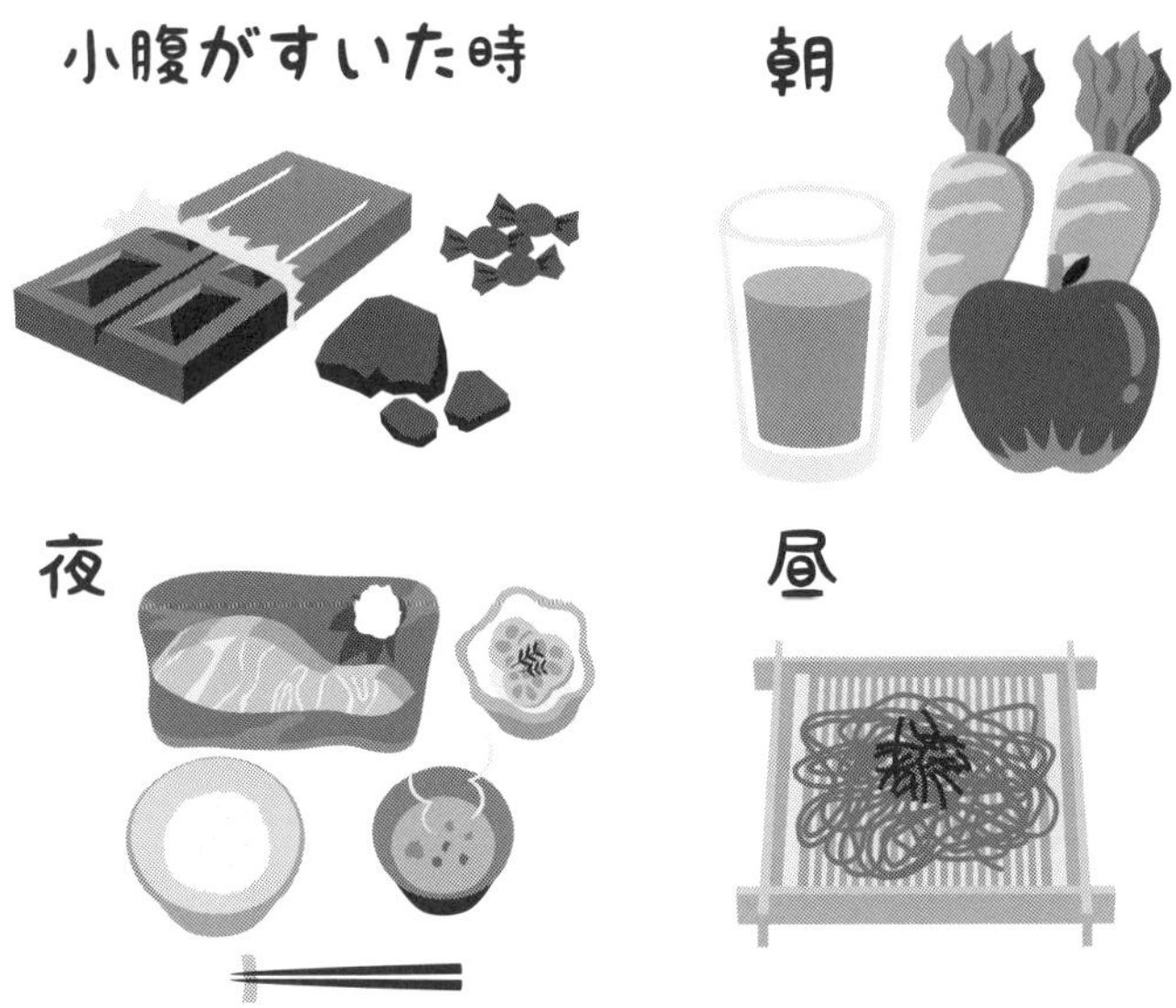

糖分を補給することで血糖値が上がり、空腹感が軽減されます。また、豊富に含まれるビタミンやミネラルも一緒に取り入れることができます。同じ糖分でも、体を冷やす白砂糖が含まれているスイーツは、避けてください。

夜は好きなものを食べたいだけ

夕食は、何を食べてもよいでしょう。お酒も2合までなら毎日飲んでもかまいません。とはいえ、できるだけ和食中心の、体を温める食材を使った料理を食べるよう心がけてください。遅くとも睡眠の1時間前には食べ終えるのが理想的です。この食生活を続けると、胃腸の働きがよくなり、体の不調が徐々に改善されていくでしょう。

元気いっぱい、石原結實の健康生活

毎日働いているけど、病気なし、薬なし！

私はこの40年間、病気をしたことがありませんし、化学薬品を服用したことも一切ありません。毎週、東京の診療所と伊豆の健康増進施設を行ったり来たりして仕事をし、休みは1日もありません。それでも、このとおり健康を保っていられるのは、これからご紹介する、食生活をはじめとした生活習慣のおかげです。

25歳から始めたニンジンリンゴジュース

私は高校から大学1年の頃まで、下痢に悩まされる生活を送っておりました。薬も効かなかったため、大学2年から食生活による改善を試みたのです。その改善で効果があったことから、予防医学や自然療法をより深く勉強し、25歳から本格的に健康食生活を始めました。それが、朝はニンジンリンゴジュース、昼はソバ、夜は和食というメニューです。

46歳から「1日1食」に

46歳からは、テレビ出演がきっかけで昼間にメディアの方から取材される機会がふえました。

昼食を食べる時間がなくなったため、昼はショウガ紅茶を飲むだけに変え、現在にいたるまで「1日1食」生活を続けています。夜は、ご飯にみそ汁、納豆、豆腐、タコ刺し、イカ刺し、エビの天ぷら、ビール、日本酒の熱燗などを食べたり飲んだりしています。

大公開！

石原結實の偏食ぶり

- **肉は大嫌い**だから食べません。
- **卵も苦手**で食べられません。
- **牛乳飲むと下痢になる**ので、飲みません。
- 日本人なのに**魚が大嫌い**です。

●午後はランニング10キロ

私は普段から、運動も定期的に行っています。ほぼ毎日、1時間かけて約10キロ走っており、週2回はウエイトトレーニングをしています。おかげさまでぜい肉なし、メタボなしの状態を保っております。皆様も、1日1食、ランニング10キロとまでは言いませんが、「食べすぎ」と「運動不足」には十分気をつけて過ごしましょう。

野菜は〝薬草〟――ファイトケミカルの力

野菜の薬効は、ビタミンやミネラルによるものと一般的には考えられていますが、もう1つ、忘れてはならないのが「ファイトケミカル(phyto＝植物の、chemical＝化学物質)」の力です。ファイトケミカルは、「植物が生産する非栄養成分」のことで、3000種以上も存在すると言われています。

常に同じ場所にとどまっている植物は、害虫や有毒物質などにさらされても逃げることができません。そのため、体内に侵入してきた有毒物を自ら解毒・除去する力を持っているのです。その主役を演じるのが、このファイトケミカルです。

具体的には、フラボノイド、アントシアニン、カテキンなどのポリフェノールや、カロテンなどのカロテノイド、最近よく話題にされるイソフラボンなどのこと。人体に入ってきても、抗酸化(活性酸素除去)作用を発揮し、有毒物を解毒したり、白血球の働きを高めて、免疫力を上げてくれます。

アロエジュース

1 アロエの葉5～6枚を水洗いして、うす切りにする。

2 1とコップ1～2杯の水を鍋に入れ、弱火で半量になるまで煎じる。

3 ハチミツを加えて、少し冷ましてから飲む。

ゆでアズキ

1 よく洗ったアズキ50g（約350粒）と水600㎖を鍋に入れる。

2 豆がやわらかくなるまで30分ほど煎じる。

3 少し冷めたら汁と一緒に食べる。

シソの煎じ汁

1 シソの葉10枚を火であぶって乾燥させてもみ砕く。

2 コップ1杯の水とともに鍋に入れ、弱火で半量になるまで煎じる。

3 少し冷ましてから飲む。

シソの葉入りショウガ湯

1 シソの葉2～3枚を火であぶって乾燥させてもみ砕き、湯飲みに入れる。

2 これにおろしショウガの汁10～15滴を入れ、熱湯を湯飲み半分程度まで注いで、少し冷ましてから飲む。

ネギ入りショウガ湯

1 ネギ10g（約5㎝)を刻み、湯飲みに入れる。

2 これにおろしショウガの汁10～15滴を入れ、熱湯を湯飲み半分程度まで注いで、少し冷ましてから飲む。

ナシ・ショウガ湯

1 ナシ1個をすりおろし、ガーゼなどに包んで、汁を絞り出す。

2 親指大のショウガをすりおろして、同様に汁を絞り出す。

3 ❶と❷を鍋に入れ、温めてから飲む。

ダイコン湯

1 コップ1/3ほどのダイコンおろしに、すりおろしたショウガ汁を10～15滴加える。

2 ❶に熱湯を加え、少し冷まして飲む。

レモン湯

1 レモン1個の絞り汁をコップに入れ、お湯をいっぱいまで注ぐ。

2 黒砂糖、またはハチミツを好きなだけ入れて飲む。

レンコン湯

1 レンコン40g（厚さ約2.5㎝)を皮ごとすりおろし、湯飲みに入れる。

2 すりおろしたショウガ汁を小さじ１～２杯、塩またはしょうゆを少々加える。

3 熱湯を注いで少し冷ましてから飲む。

黒ゴマ入り黒酢

1 黒酢適量と、その半分の量の黒ゴマをコップに入れる。

2 １ヵ月置く。お湯で割って、毎日おちょこ１～２杯飲む。

黒ゴマ塩

1 黒ゴマと自然塩を８対２の割合でフライパンに入れ、炒り、つぶす。ご飯にかけて食べる。

スイカ糖

1 スイカ２～３個の果肉をガーゼに包んで絞る。

2 ❶をアメ状になるまで、５～６時間煮詰める。

3 ❷をお湯で割って飲む。

※アメ状の状態で容器に入れて、冷凍庫で長期保存することもできる。

パセリ酒

1 パセリ50g（約５本）をよく洗い、水気をよく取る。

2 ❶を氷砂糖150gとともにホワイトリカー 1.8ℓに入れる。

3 ２～３ヵ月漬け込む。

ヤマイモ酒

1 ヤマイモ約200g（厚さ約10㎝）を細かく刻む。

2 グラニュー糖150gとともに、焼酎1.8ℓに入れる。

3 ３ヵ月置く。

ニンニク酒

1 ニンニク500g（約10個）の皮をむく。

2 ❶と氷砂糖150gをホワイトリカー 1.8ℓに入れる。

3 ３年漬け込む。

ニンジンの煎じ汁

1 タワシでよく洗ったニンジン２本を皮ごとすりおろす。

2 ❶を約１ℓのお湯で煎じる。好みでハチミツを加えて飲む。

梅しょう番茶

1 種子を取った梅干し1個を湯飲みに入れ、果肉をよくつぶす。

2 しょうゆ小さじ1～大さじ1杯を加え、よく練り合わす。

3 ❷の中におろしショウガの汁を5～6滴入れる。

4 熱い番茶を湯飲みいっぱいまで注ぎ、よくかき混ぜて飲む。

※梅しょう番茶は、ショウガ湯以上の保温効果があり、痛みの病気や婦人病にも効果がある。子供に与える場合は、4～5倍にうすめる必要がある。1日1～2回飲むとよい。

卵《らん》しょう

1 卵の黄身だけをお椀に入れる。

2 黄身と同量のしょうゆを加えてかき混ぜて飲む。

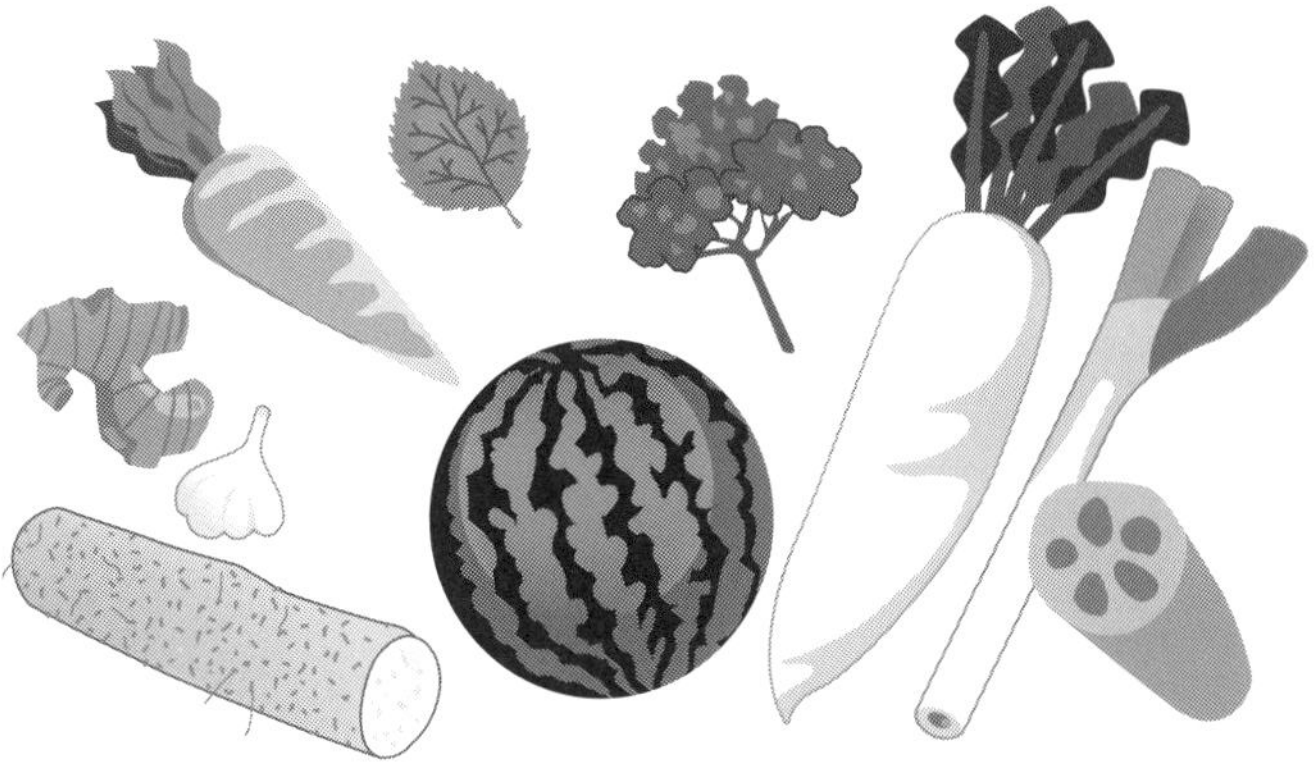

コラム

漢方医学の「相似の理論」

漢方には、「相似の理論」という考え方があります。これは、同じ地球上の生命体である人間と動植物は互いに似ており、「形の似たものは同じような働きをする」というもの。例えば、脳と似た形のクルミを食べると脳の働きがよくなるとされていますし、魚の目玉に含まれる脂肪酸、DHAは視力の回復に役立つと考えられています。昔から「肝臓病にはレバーを食べるとよい」と言われるのも、「相似の理論」に基づいています。

年齢とともに、下肢の冷え、むくみ、腰・膝の痛み、排尿の異常などの症状が現れてきますが、漢方では人間の下半身は、植物の根に相当します。ですから、このような「老化症状」には、ゴボウ、ニンジン、レンコン、タマネギ、ヤマイモなどの根菜を食べるとよい、と考えられています。

また、貧血ぎみの方(青白い顔)は、アズキ、黒豆、スモモ、レバー、ホウレンソウなどの「色の濃い食べ物(赤、黒)」を、赤ら顔の高血圧の方は、緑葉野菜(青)や牛乳(白)など、「青白い食べ物」を食べると、互いにないものを補い合って、症状が改善されると言われています。

第3章

体を温める陽性食品ガイド

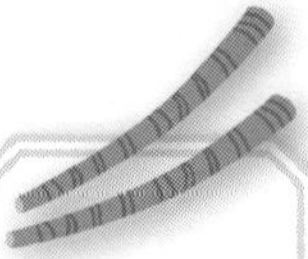

ゴボウ

便通をよくする「腸の掃除屋」

ゴボウに含まれるセルロースやリグニンなどの食物繊維は、腸内の善玉菌をふやし、便通をよくするとされています。その結果、コレステロールや中性脂肪、糖分などが排泄され、高脂血症、糖尿病などが予防・改善されると言われています。また江戸時代の薬学書、『本《ほん》朝食《ちょうしょっ》鑑《かん》』には「ゴボウは男性の強精剤である」とありますが、実際に含有成分のアルギニンによる、強壮作用が期待できます。

また、ゴボウを薬草として用いたフランスの植物療法家、M・メッセゲ氏は、ゴボウを「頭の皮膚病の薬」と呼んでいます。

旬

11月～2月
4月～5月

効能

- 便秘改善
- 大腸ガン予防
- 利尿
- 強精

選び方

泥付きのもののほうが風味が豊か。太さが均一で、ヒゲ根が少なく、ヒビが入っていないものを。

調理法

腸の働きをよくするリグニンは、切り口に発生する性質があるので、ささがきにするとより効果的。

民間療法

口内炎、切り傷、湿疹……コップ１杯の水にゴボウ10g（約７㎝）を入れ、半量まで煎じたものを冷まして使用。口内炎や歯茎の腫れには「うがい薬」として、切り傷、湿疹、じんましん、虫刺されには、ガーゼを浸して「湿布薬」として用いる。

あせも、じんましん……刻んで湯船に入れて入浴。

陽性食品
間性食品
陰性食品

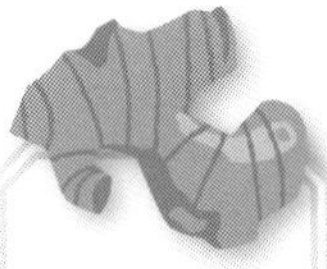

漢方薬の約7割を占める！

ショウガ

（関連 P58）

旬

6月～8月

効能

冷え性改善

発汗

鎮痛・解熱

風邪予防

学名は「Zingiber officinale」と言いますが、「officinale」は「薬用になる」という意味。漢方薬の70％以上に用いられています。実際、ショウガにはさまざまな薬効があり、その多くは辛味成分のジンゲロンやジンゲロール、ショウガオール、芳香成分のジンギベロール、シネオールの働きによるものです。ショウガの具体的な効能は、①発汗・解熱・保温作用、②鎮痛作用、③かゆみ解消、④鎮咳《ちんがい》・鎮吐《ちんと》作用、⑤消化促進など。全身の機能を高め、気力、体力、免疫力を高める「万病の妙薬」と言えるでしょう。

選び方　皮に傷がなく、ふっくらとしてかたくしまったものを。切り口がしなびていたり、変色していたりするものは避けて。

保存法　湿らせた新聞紙に包んで、涼しい冷暗所で保存。長期保存するなら、すりおろしてラップに包んで冷凍を。

民間療法

食中毒……おろしショウガの汁をおちょこ1杯飲む。

風邪、冷え性、貧血……ショウガ湯を飲む。

痛み、ぜんそく、むくみ……痛みや冷えのひどい部分にショウガ湿布（P116参照）を貼る。ショウガは新しいものではなく、古いものを使用する。

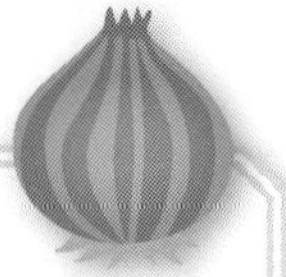

タマネギ

血液サラサラ効果がある

ニラ、ニンニク、ネギと同じアリウム属の野菜で、イオウ、リンなどのミネラルによる駆虫、殺菌、防腐、発汗、利尿、解毒作用があります。催涙成分のチオスルフィネートは、血栓を防止し、アレルギー症状を抑えると言われています。ビタミンB_1、B_2、Cを豊富に含み、血管をしなやか、かつ丈夫にするため、脳血栓や心筋梗塞、高血圧など血管病の予防や改善にも役立ちます。また、含有成分のグルコキニンは、血糖値を下げ、鎮静作用を発揮します。イギリスには「1日1個のタマネギは医者を遠ざける」ということわざも。

旬
2月～4月
9月～10月

効能
利尿
発汗
血栓予防
強壮

選び方 皮の色が濃く、よく乾燥していて重みがあり、頭の部分がしっかりとしまっているものが良質。

調理・保存法 血液サラサラ効果を期待するなら、サラダなど生で食べるのがおすすめ。保存は風通しのいいところで。

民間療法

動脈硬化、血栓……タマネギの赤茶色の皮10gを、コップ1杯の水で半量になるまで煎じて、飲む。
糖尿病、倦怠感……タマネギ、ダイコン、ワカメをスライスしてサラダを作り、しょうゆ味ドレッシングをかけて食べる。

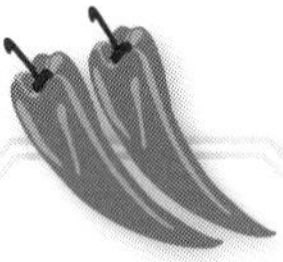

強い辛味成分で体ぽかぽかに

トウガラシ

旬

通年

効能

食欲増進

冷え性改善

痛み改善

ナス科の一年生草本で、原産地は南アメリカのアマゾン川流域。学名の「Capsicum annuum L.」の「Capsicum」は、「食欲を刺激するもの」という意味です。強烈な辛味はカプサイシンという成分によるもので、食欲増進、血行促進、殺菌作用などを発揮すると言われています。七味唐辛子は、トウガラシに陳皮《ちんぴ》(ミカンの皮を干したもの)、芥子《けし》の実、麻の実、山椒、菜種などを加えたもので、消化吸収をよくします。カロテン、ビタミンB_1、B_2のほか、解毒や細胞の再生を促すビタミンCが特に多量に含まれています。

選び方

赤トウガラシは、色鮮やかでツヤとハリがあるものを。色褪せているのは、古くなってきているしるし。

調理法

種は取るのが基本。細かく切るほど辛味が増す。食べすぎると胃の負担になるので気をつけて。

民間療法

筋肉痛、五十肩、リウマチ……刻んで布袋に入れ、湯船に入れて入浴する。体が温まり、種々の痛みがやわらぐ。

痛み……トウガラシ3個とホワイトリカー1.8ℓを一緒に瓶詰めにし、冷暗所で保存する。1ヵ月経ったら布でこして、痛むところに塗る。

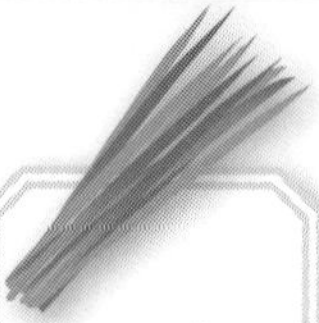

ニラ

体を温める「スタミナ野菜」

旬

11月～4月

効能

強壮

整腸

生理痛改善

血行促進

ユリ科の多年生草本。16世紀に書かれた中国の薬学書『本草綱目《ほんぞうこうもく》』には、「中(胃腸)を温め、気を下し、虚を補い、腸を益《ま》し、臓腑を調和して食をよくし、腹中の冷痛するのを止める」とあり、体を温め、胃腸の働きをよくし、強壮作用があることがわかります。

また、含有成分のアリシンによる消化、殺菌、消炎作用も期待できます。特有の作用としては、汚れた血液をサラサラにし、血液の循環をよくさせることです。そのため血の汚れから生じる肩こり、頭痛、めまい、生理不順などを改善するとされています。

選び方　葉がピンとしていてしなびていないもの、緑色が濃く肉厚のもの、幅が広いもの、香りが強烈なものを。

調理法　アリシンは揮発性で水に溶けやすいので、切る・洗う行為は手早く。しなびやすいので早めに使い切るように。

民間療法

下痢……葉をみそ汁に入れて食べる。

風邪……温かい湯に刻んだニラとしょうゆを適量入れ、飲んですぐ寝る。

切り傷、あかぎれ……葉の生汁を患部につける。

腹痛……生葉数枚をすり鉢などですって酢で練り、ガーゼにつけて患部に湿布する。

陽性食品
間性食品
陰性食品

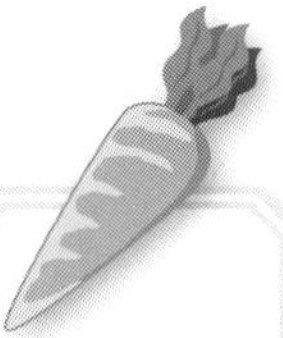

豊富なカロテンでガン予防!

ニンジン

(関連 P54)

旬

9月～11月

効能

肝臓病予防

ガン予防

強壮

胃潰瘍改善

セリ科の越年生草本。「carrot(ニンジン)」が「carotene」(カロテン)の語源となるほど、カロテンが多く含まれています。特にβ-カロテンは、病気のもととされる活性酸素を除去し、免疫力を上げると言われています。

米国の自然療法学者のN・W・ウォーカ氏は、「ニンジンジュースは、ガンと潰《かい》瘍《よう》を癒す」と発表しています。実際に、ニンジンをよく食べる人は、ほかの人に比べて肺ガン発生率が低いという調査報告もあります。含有成分のイオウ、リンなどのミネラルは胃腸や肝臓を浄化する作用があるとも考えられています。

選び方　赤みが強く、鮮やかで、重みのあるもの、表面がなめらかなものを。茎の切り口が小さいほうが甘味がある。

調理法　油と合わせるとカロテンの吸収がよくなるので、バターや油を使って調理するのがおすすめ。

民間療法

体力低下……ニンジン1本と、適量のネギ、ジャガイモ、タマネギを食べやすい大きさに切る。これをとろ火でじっくり煮込んで、塩やしょうゆで味付けして食べる。

肝炎……乾燥したニンジン2/3本を刻んで、コップ3杯の水で半量になるまで煎じて飲む。

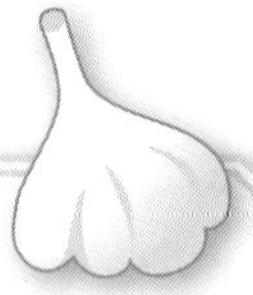

ニンニク

パワーをくれる万能薬

古代ギリシア、ローマ時代から「農民のための万能薬」と呼ばれ、活力源として利用されてきました。強烈な臭いのもととなるアリシンとビタミンB_1が結合した、アリチアミンという物質は、疲労回復や滋養強壮の作用があると言われています。

そのほか、ニンニクの効果は①殺菌作用、②害虫駆除、③整腸作用（少量で排便促進、多量で下痢止め）、④糖尿病予防、⑤発汗・利尿作用、⑥血行促進、⑦解毒作用、⑧コレステロール低下作用、⑨強肝作用、⑩老眼の予防など多岐に渡るとされています。

旬

5月～8月

効能

- 風邪改善
- 下痢止め
- 疲労回復
- 糖尿病予防

選び方

乾燥したものが一般的。全体的にしっかりとしまり、1つ1つの粒が大きく、白いものが良品。

調理法

油で炒めると疲労回復効果がアップ。芯は焦げやすいので、ようじなどで取り除いておくと、風味もよい。

民間療法

風邪……ニンニクとショウガを各15gずつ薄く切って鍋に入れる。どんぶり1杯の水で半量になるまで煎じる。ハチミツを適量入れて、寝る前に飲む。

下痢……ニンニクを刻んで、おかゆに炊き込んで食べる。

水虫……すりおろした汁を患部に塗る。

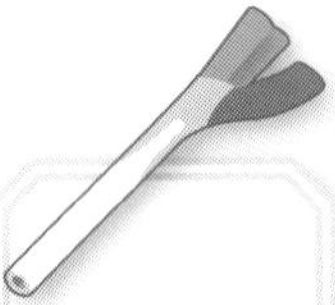

ネギ

ビタミン豊富な活力源

旬

11月～2月

効能

強壮・強精

利尿

去たん

発汗

「葱《ねぎ》は気の義なり。根を賞するにより根葱《ねぎ》という」と古書に記されており、昔から気を高める作用が知られていたようです。含有成分のアリインは、強壮、興奮、去たん、発汗、利尿作用があるとされています。これは調理され、細胞が砕かれ、分解が進むとアリシンという臭いを放つ物質になります。アリシンは、滋養強壮、鎮静効果があるとされるビタミンB1の働きを促進すると言われています。

また、β-カロテン、ビタミンB2・C、ニコチン酸などのビタミンや、カルシウム、リンなどのミネラルを豊富に含んでいます。

選び方 根深ネギは、ツヤがあって緑と白の境目がくっきりしているものを。葉ネギは葉がピンとしていて根が白いものを。

調理・保存法 鍋や煮物、汁物に入れると体が芯から温まる。新聞紙に包んで冷蔵庫の野菜室か、涼しいところで保存を。

民間療法

風邪……ネギを細かく刻み、どんぶりに入れ、同量のみそと交ぜ合わせる。熱湯を注ぎ、飲んですぐに寝る。

不眠症……シソの葉とネギを入れた温かいスープを寝る前に飲む。

食欲不振……ネギを細かく刻み、みそ、すりおろしたショウガを適量加え、熱湯を注いで飲む。

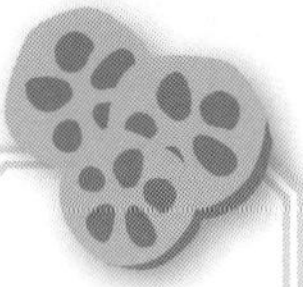

レンコン

黒ずみのアクが出血を止める

ハスの地下茎。レンコンの主な成分は炭水化物で、レモンと同じくらいのビタミンCや鉄分が含まれています。黒ずみのアクの成分は、止血、下痢止め、消炎作用のあるタンニンで、胃潰瘍や鼻血を改善すると言われています。また独特の粘り気はムチンという成分によるもので、胃もたれや胸やけ、消化不良に効くと考えられています。

江戸時代の薬学書、『日《にち》養《よう》食《しょっ》鑑《かん》』には「胃を開き、食を消し、酒毒を解し、産後の血分の病、また吐血、下血、喀《かっ》血《けつ》を治す」とありますが、そのことは科学的にも証明されています。

旬

11月～2月

効　能

胃潰瘍改善

鼻血の止血

冷え性改善

発汗

選び方　皮にハリがあり、傷のないものを。断面がみずみずしいものほど新鮮。黒ずんでいるものは避けて。

調理法　切り口が変色しやすいので、切ったらすぐに酢水にさらすのがコツ。加熱しすぎると歯ごたえがなくなるので注意。

民間療法

鼻血……脱脂綿にレンコンの絞り汁をしみ込ませて、鼻腔に入れる。

喀血、下血、吐血……レンコン50g（厚さ約３cm）を輪切りにし、水600mℓで半量になるまで煮詰めて、１日３回に分けて飲む。

下痢……レンコン10g（厚さ約６mm）を輪切りにし、コップ１杯の水で煎じ、１日３回飲む。

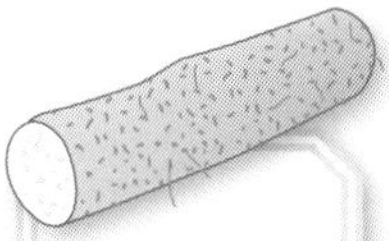

ヤマイモ

“ヌルヌル”成分は元気のもと

旬

11月～1月

効能

強壮・強精

糖尿病予防

老化予防

下痢止め

ヤマイモ科の多年生つる性草本。山野に自然に生息するので「自《じ》然《ねん》生《じょう》」とも呼ばれています。ジアスターゼ、アミラーゼなどの消化酵素を豊富に含むので、大量に食べても胃がスッキリするものです。ヌルヌルするのは、含有成分のムチンによるもので、滋養強壮作用を発揮します。また、漢方では、ヤマイモは消化促進、寝汗、下痢、頻尿、腰痛、せき、糖尿病などに効くとされており、「八《はち》味《み》地《じ》黄《おう》丸《がん》」という漢方薬の主成分に使われています。これは、足腰の冷え、むくみ、痛み、老眼、白内障などの症状を改善するとされています。

選び方　表皮にハリがあって傷がなく、茶色く変色していないものを。細いものより、太くてずんぐりしたものがベスト。

調理法　消化によいので生食がおすすめ。アクが強く変色しやすいので、すりおろす直前に皮をむき、酢水につけておく。

民間療法

糖尿病、下痢……ヤマイモ60g（厚さ約３㎝)を水で煮て、１日３回に分けて食べる。

下半身・腰の冷え、むくみ……ヤマイモ200g(厚さ約10㎝)を細かく刻み、グラニュー糖150gとともに焼酎1.8ℓの中につけ込んで３ヵ月置く。毎日、寝る前に30㎖飲む。

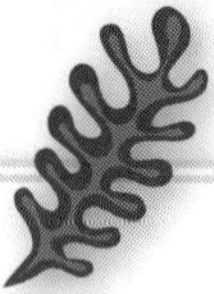

海藻類

栄養価、薬効は野菜以上！

海草類は、褐藻《かっそう》類（コンブ、ワカメ、ヒジキなど）、紅藻《こうそう》類（浅草ノリ、テングサなど）、緑藻《りょくそう》類（青ノリなど）の3種類に分けられます。光合成により生育するので、成分は野菜と似ていますが、総合的な栄養価や病気への効力は野菜をはるかにしのぎます。特に、ビタミンA・B群・C・Eが多く、新陳代謝を促すヨードを含んでいるのが特徴です。脂質は不飽和脂肪酸から成り、降圧、抗コレステロール、抗血栓などの効果を発揮。また、食物繊維には整腸作用があり、コレステロール、脂肪などの排出を促します。

旬

4月～5月

効　能

- 脂肪・糖の除去
- 老化予防

選び方　生ワカメは濃い緑色、乾燥ワカメは、黒褐色でツヤのあるものを。コンブは白い粉がついているものが美味。

保存法　生ワカメは冷蔵庫に、乾燥ワカメは缶に入れて保存。コンブは風通しのよいところで保管する。

民間療法

高血圧予防……コンブ3gを細かく刻み、コップ1杯の水にひと晩漬ける。これをお茶代わりに飲む。

イライラ……みそ汁にワカメをたくさん入れて食べる。

貧血予防……海藻に含まれる鉄分の吸収率を高めるため、ビタミンCを含む食品と一緒に食べる。

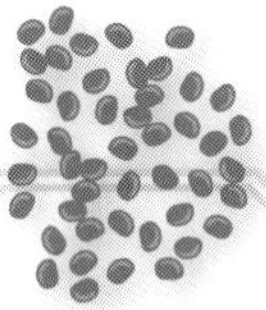

アズキ

皮ごと食べて、むくみを改善

旬

9月～11月

効能

- 利尿
- むくみ改善
- 二日酔い改善

アズキはビタミンやミネラル、食物繊維を多く含みますが、ほかの豆類に比べて脂肪分が少ないのが特徴です。漢方では、生薬名を「赤小豆《せきしょうず》」と言い、脚気《かっけ》や心臓病、腎臓病、便秘に効くと考えられています。アズキに含まれるサポニンというポリフェノールの一種は、体内の水分量を調整する成分。むくみがある時は、利尿作用を発揮します。血中コレステロールを低下させる働きもあるとされています。皮に多く含まれているので、皮ごと食べたほうがよいでしょう。また、含有成分のビタミンB_1は、疲れや脚気を癒してくれます。

選び方　よく乾燥していて、粒がそろい、ふっくらとしてツヤのあるものが良質。その年に収穫されたものを。

保存法　ジッパー付きの保存袋などに入れて密閉し、冷暗所に。一緒にトウガラシを入れておくと除虫効果になり、より安心。

民間療法

むくみ、二日酔い……アズキ50g（約350粒）と600mℓの水を鍋に入れ、半量になるまで煮詰めて食べる(P67「ゆでアズキ」参照)。利尿効果が高く、各症状に効くとされる。

足のむくみ、吹き出物……アズキを煮詰めて溶かし、ペースト状にしてガーゼに塗る。それを患部に貼る。

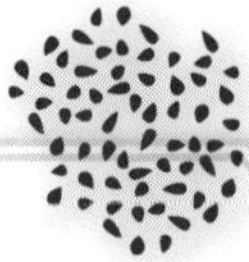

黒ゴマ

動脈硬化予防の成分がたっぷり

旬

通年

効能

強壮・強精

ガン予防

肝臓病予防

二日酔い予防

ゴマ科の1年草で、原産地はエジプト。動脈硬化を予防すると言われる、リノール酸やオレイン酸が成分の約半分を占めています。良質のタンパク質(約22%)、疲労を回復してくれるビタミンB群、老化予防や若返り作用が期待できるビタミンE、貧血に効果的な鉄や銅、強壮作用があるとされる亜鉛、骨歯を強化するカルシウムなども多く含まれています。また、抗酸化作用があるゴマリグナンを含むので、ガンや肝臓病、二日酔いの予防・改善が期待できます。ちなみに白ゴマは陰性食品です。

選び方 粒がそろい、ツヤがあって、実がかたくしまったものを。また、よく乾燥していそうなものがベター。

調理法 皮付きのままでは消化しにくいので、吸収を高めるために、食べる直前によくすっておくとよい。

民間療法

白髪、精力減退、抜け毛……黒ゴマと粗塩を8対2の割合でフライパンで炒り、すりつぶす(P69「黒ゴマ塩」参照)。これをご飯にかけて食べる。

軽いやけど、切り傷……患部を水で洗った後、ゴマ油を塗る。

陽性食品
間性食品
陰性食品

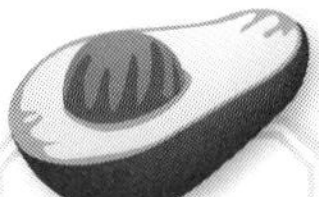

アボカド

脂質たっぷりの「生命の源」

旬

通年

効能

美肌作り

便秘改善

栄養補給

「生命の源」「森のバター」と呼ばれるほど脂質が多く、その量は獣肉に匹敵します（約20％）。とはいえ、それはオレイン酸、リノール酸、リノレン酸などの不飽和脂肪酸で、血中のコレステロール低下を促してくれます。ほかにも、ビタミンA・B群・C・E、美肌作用があるとされるスクワレンなどの成分が含まれています。

また、タンパク質の含有量はフルーツの中でもっとも多いので、成長期の子供の栄養食、老人や病人の健康・保健食としても期待できます。

選び方 皮の色が、緑から黒っぽくなっているものが食べ頃。淡い緑色のものは未熟。少し弾力があるものがベスト。

調理法 切ったままにしておくと、酸化して黒ずんでしまうので、レモン汁をかけて変色防止を。

民間療法

小ジワ、乾燥肌……実をすりつぶし、少量のオリーブオイルで溶いたものでパックする。
ひじやかかとの角質……かたくなったひじやかかとをアボカドの皮でこすると、角質が取れる。
便秘……毎日、アボカド半個～１個食べる。

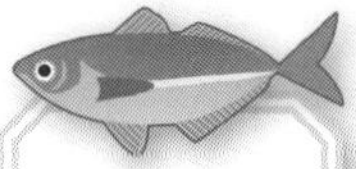

アジ

肝臓病予防の心強い味方

旬

5月～9月

効能

- 動脈硬化予防
- 強肝
- 視力低下予防
- 夏バテ予防

アジ科。北海道以外のほとんどの海域で獲れます。マアジ、シマアジ、ムロアジなどが代表的ですが、ほかにも種類は豊富。

ＥＰＡ、ＤＨＡなどの不飽和脂肪酸や、アラニン、グリシン、グルタミン酸、イノシン酸などのアミノ酸が多く含まれています。また含有成分のタウリンは、動脈硬化や、それにともなう高血圧、脳出血、心筋梗塞、視力低下、肝臓病などを予防・改善する働きがあると考えられています。体を温めて胃腸を整える赤身は、夏バテを予防する作用があるとされているので、夏の健康維持に最適です。

選び方 尾に近い部分にあるトゲ状の「ぜいご」がしっかりしていて、腹が盛り上がっているものを。

保存法 内臓やぜいごを取って、ピッチリとラップし、ジッパー付きの保存袋に入れて冷蔵庫で保存すると2～3日持つ。

ちょこっとマメ知識

薬代わりにもされていた「くさや」

　新鮮な魚をくさや液につけて干した「くさや」は伊豆諸島の特産品として有名。特に、アジで作られているのが多く見られます。強烈な臭いを放ちますが、ビタミンＢ群やEPA、アミノ酸、カルシウムが凝縮されており、疲労回復が期待できます。昔は薬としても使用されていました。

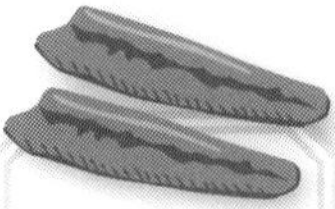

アナゴ

活力がみなぎる「海ウナギ」

アナゴ科。腹ビレがなく、背ビレ、尾ビレ、尻ビレがひと続きになっている外見が、ウナギと似ているので「海ウナギ」とも言われています。見分けるポイントはアゴで、上アゴが長いのがアナゴ、下アゴが長いのがウナギです。触るとヌルヌルするのは、ムチンというタンパク質のため。これには強壮作用があります。また、ビタミンAとEを含んでおり、夏バテや目の乾燥、肌荒れを解消するとされています。血中にタンパク毒素がありますが、加熱すると分解されるので、火を通してから食べましょう。

旬

5月～8月

効　能

- 夏バテ予防
- 視力低下予防
- 肌荒れ改善
- 強壮

選び方　味がよいとされているのは、体長40cmくらいのもの。焼いて売られている場合は、脂が浮いていないものを。

調理法　血液中に弱いタンパク毒素を持っているので、必ず加熱を。また、焼くと特に味がよくなる。

民間療法

目の疲れ、ドライアイ、乾燥肌……アナゴの佃煮を常食する。胆には、身をはるかにしのぐほどのビタミンAが含まれているので、疲れ目などの対策になると考えられている。

冷え予防……ゴボウにアナゴを巻きつけた「八幡《やわた》巻《ま》き」を食べる。

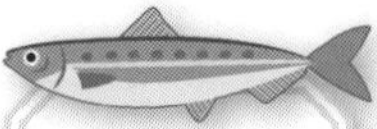

イワシ

老化予防に長けた「海のニンジン」

旬

6月～10月

効能

血栓予防

健脳

老化予防

イワシ科。マイワシ、カタクチイワシ、ウルメイワシなどが食用で、メザシ、シラス干し、たたみイワシなどの加工品も多くあります。血栓を予防するＥＰＡや脳の働きをよくするＤＨＡのほか、カルシウムも豊富。そのうえ、含有成分のビタミンＤは、カルシウムの吸収を20倍にすると言われているので、骨粗しょう症や精神不安の改善が期待できます。

そのほか、老化を予防するレチノールや核酸、脳神経の働きをよくするナイアシンなどさまざまな栄養素を含むので、「海のニンジン」と言われています。

選び方 うろこがたくさんあり、丸く太ったもの、全身が青光りしていて、ハリのあるものがおすすめ。

調理法 包丁を使わずに手開きすると、小骨まで簡単に取れる。生臭さを消すには、ショウガや梅干しと一緒に煮るとよい。

ちょこっとマメ知識

カルシウムたっぷりの梅干し煮

梅干しと一緒に煮ると、梅の酸が骨をやわらかくしてくれます。骨ごと食べられ、脂が酸化するのを防ぐ効果も。カルシウムを効率よくとれる料理としておすすめ。また、タマネギや酢、ゴマ油、オリーブ油などと組み合わせて食べると、血液サラサラ効果が飛躍的に高まります。

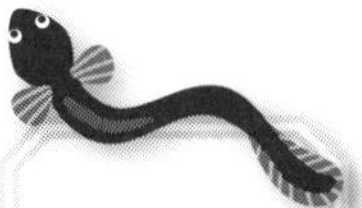

「土用の丑」の定番で夏バテ解消

ウナギ

旬

5月～7月

効能

- 夏バテ予防
- 視力低下予防
- 美肌作り
- 血栓予防

ウナギ科。昔から活力を得られる食べ物として知られ、今でも7月の「土用の丑」の日に食べるのが定番となっています。実際に、内臓や皮膚、目、粘膜などを強化し、免疫力を上げるとされるビタミンAやレチノールは、イワシの100倍、牛肉の200倍も多く含まれています。

また、若返り効果が期待されるビタミンE、疲労回復のビタミンB_1、美肌作用のコラーゲン、血液サラサラ効果のEPA、脳の働きを高めるDHAなど、さまざまな薬効成分に富んでいます。

選び方 蒲焼などに調理されて売られている場合は、身がふっくらしているものが、やわらかくておいしい。

調理法 市販の蒲焼は、酒を少々かけて電子レンジで温めると、身がよりふっくらする。生では食べられない。

民間療法

夏バテ予防、ガン予防……水洗いして、さっと下ゆでした胆を、和風だしの入った鍋に入れて、ひと煮立ちさせる。これを食べると、疲れが取れたり、スタミナがついたりする働きが期待できる。

美肌作り……皮の下にはコラーゲンが豊富にあるので、皮ごと食べるとよい。

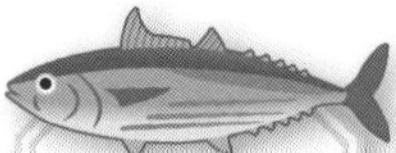

カツオ

血合いに豊富なビタミンと鉄分が

旬
5月〜7月
9月〜11月

効能
- 強壮・強精
- 貧血改善
- 血栓症予防

サバ科。「干すとかたくなる」ことから、「堅《かた》魚《うお》→カツオ」と呼ばれるようになったと言われています。タンパク質の含有量は獣肉以上ですが、脂肪が少なく、コレステロールを下げるとされるＥＰＡや、脳の活性化作用が期待できるＤＨＡを含んでいます。血合い（身の赤黒い部分）には、ビタミンＡ・B_1・B_{12}や鉄分が凝縮されているので、体力が低下した時や病後の健康食に最適。カツオ節とコンブでだしを取ると、カツオ節のうま味成分であるイノシン酸とコンブのグルタミン酸が一緒になって、さらにうま味が引き立ちます。

選び方
切り身は、澄んだ赤色のものが新鮮。血合いは、鮮やかなピンク色をしているものが良質。

調理法
血合いの入っていないカツオ節はおひたしやすまし汁に、血合いの入っているものはみそ汁や煮物によく合う。

民間療法

強壮、貧血……カツオの血合いと胆に、ショウガ、しょうゆを加えて煮付けたものを食べる。三浦半島の三崎港では、昔から強壮剤として食されてきた。造血成分がたっぷり含まれており、体を温めると言われている。

老化予防……カツオとコンブのだしを使った料理法でたくさん食べる。

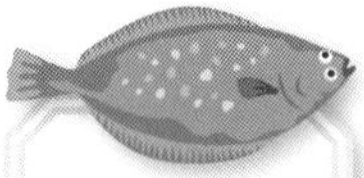

たっぷりのコラーゲンで美肌に

カレイ

旬

12月～4月

効　能

強肝

美肌作り

強壮

カレイ科。朝鮮半島近海で多く獲れ、「韓《から》鱏《えい》」と呼ばれていたことが名前の由来。

カレイ100gにつき、タンパク質は19g、脂質は2・2gと、高タンパク、低カロリーの健康食です。えんがわには美肌効果が期待できるコラーゲンが多く、ビタミンB_1・B_2・Dやアミノ酸のタウリンも豊富なので、疲労回復効果や肝機能強化にも役立つとされています。

骨ごと食べると、カルシウムの補給ができるので、小さいカレイは唐揚げにするのがおすすめです。

選び方 身が尾ビレの辺りまで詰まっていてかたく厚みのあるものを。エラが鮮やかな赤色をしているほど、鮮度が高い。

調理法 身がやわらかく崩れやすいので、煮物にする場合は表を上にして、途中で裏返さないのがコツ。

民間療法

美肌作り……カレイの煮付けでできた煮こごりを食べる。皮やえんがわ、骨に含まれるコラーゲンがたっぷり溶け出しているので、美肌にいいと言われている。

肌荒れ、風邪予防……「子持ちガレイ」の煮付けを食べる。

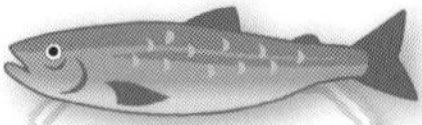

サケ

体を温める高タンパク食

旬

9月～12月

効能

冷え性改善

貧血改善

肥満改善

ボケ予防

サケ科。サケとマスは学問では区別されていますが、流通では「サケマス類」と、ひとくくりにされています。サケの赤色は、アスタキサンチンというカロテノイドによるもの。この成分の抗酸化力は非常に高く、β－カロテンの約40倍、ビタミンEの約500倍もあります。漢方では体を温め、引き締める食品と考えられており、冷え性、貧血、肥満の解消に役立つとされています。またタンパク質の含有量が多く、さらにその吸収を促すビタミンB_2、B_6も含まれているので、タンパク質の利用効果が高いと言われています。

選び方　切り身は、色が鮮やかなものが良質。キングサーモンは鮮やかなオレンジ色、紅鮭は濃い紅色のものを。

調理法　焼きすぎると身がパサパサになるので要注意。粕漬け、生干しなど加工しても栄養が損なわれないので安心。

ちょこっとマメ知識

若返りにはイクラやスジコを

卵巣に入ったままのものがスジコで、卵巣膜をほぐして、バラバラにしたものがイクラ。どちらもビタミンEを豊富に含み、若返り効果が期待できます。また、サケの皮の下にはコラーゲンやDHA、EPAなどの栄養素が多く含まれているので、皮ごと食べましょう。

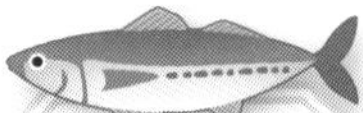

サバ

秋には脂質たっぷりの美味魚

旬

10月～3月

効能

- 脳梗塞の予防
- 貧血予防
- ボケ予防
- 健脳

サバ科。代表的なのは、日本各地の海域にいるマサバと、中部以南に生息するゴマサバです。「秋サバは嫁に食わすな」と姑に言わせるほどおいしいのは、夏に数％しかない脂質が、秋になると20％にもふえるためです。

サバには、動脈硬化や血栓を予防するとされるEPAや、健脳、ボケ予防の効果があると言われているDHAが豊富に含まれています。そのため、脳梗塞や心筋梗塞の予防にも役立つと考えられます。また、含有成分のビタミンB_2や鉄分による、美肌効果や貧血の予防・改善が期待されます。

選び方 目が透き通り、体が青光りしていて、弾力があるもの、エラが鮮やかな赤色で丸々と太っているものを。

ポイント 鮮度が落ちるとアレルギーのもととなるヒスタミンが生成されるので、買ったらすぐに調理して。

民間療法

貧血予防、美肌作り……濃いめのだし汁に、ショウガの千切り、日本酒、しょうゆ、みりんなどを加えて血合いを煮る。サバの血合いには鉄分が多く含まれているので、これを常食するとよい。

動脈硬化予防、健脳……ゴマ油で調理して食べると、血栓を予防したり、脳を活性化させたりする効果が、より期待できる。

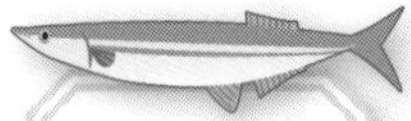

秋のカルシウム、ビタミン補給に

サンマ

旬

9月～12月

効能

栄養補給

血栓予防

貧血改善

サンマ科。「サンマが出るとアンマが引っ込む」「秋のサンマは孕《はら》み女に見せるな」という言葉がありますが、これは「サンマを食べると夏バテ、肩こり、腰痛が解消される」「秋のサンマは、栄養がありすぎて、妊婦が食べると栄養過多になってよくない」という意味からきています。

実際に、血栓を予防するとされるEPAや、脳を活性化させると言われるDHA、カルシウムやリンの吸収を促すとされるビタミンA・B_{12}・E、骨を強くすると考えられるビタミンDなど、栄養成分が豊富にあります。

選び方 新鮮なのは、刀のようにピンと張り、冴えた光を放っているもの。背中が青々とし、太ったものが美味。

調理法 脂に薬効成分が多く含まれているので、焼く時は切らずに丸ごと焼いて、脂を落とさないほうがよい。

ちょこっとマメ知識

腹わたや血合いも栄養満点

サンマの腹わたには、ビタミンAが凝縮されているので、食べると免疫力アップの効果が期待できます。ビタミンEも多く、血行を促したり、体を温めたりするほか、不妊症や精子機能の改善にも役立つと言われています。また、血合いには造血作用のあるビタミンB_{12}が豊富にあります。

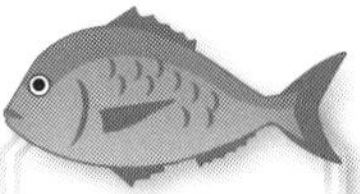

タイ

タウリン効果で生活習慣病を改善

旬

10月～3月

効能

栄養補給

解毒

強心・強肝

母乳分泌促進

タイ科。マダイ、キダイ、チダイ、クロダイなどの種類がありますが、代表的なのはマダイです。100g中のタンパク質は20gと高タンパクですが、脂肪は少なく消化吸収がいいので、老人や病人、生活習慣病の人に最適です。

特に豊富に含まれているのは、白身魚特有のタウリンという成分。これは、①胆石生成の抑制、②強肝作用、③血中コレステロールの低下、④強心作用、⑤アルコール解毒、⑥血圧の正常化、⑦精力増強、⑧ガンの転移防止などの効果があると言われています。

選び方 目が澄んでいて、エラが鮮やかな赤色のものを。弱っているものや養殖ものは、やや黒ずんでいるものが多い。

調理法 鉄やカルシウム、亜鉛などのミネラルが少ないので、それを補う小松菜や豆腐などと一緒に鍋にするのがおすすめ。

民間療法

母乳分泌の促進、冷え性……昆布だしに、タイ、ショウガ、長ネギを加え、塩としょうゆで味付けした「うしお汁」を食べる。

美肌作り……鍋に頭と骨、水を入れ、弱火でじっくり煮出してこす。このスープには、コラーゲンやゼラチン質が溶け出しているので、こまめに飲むとよい。

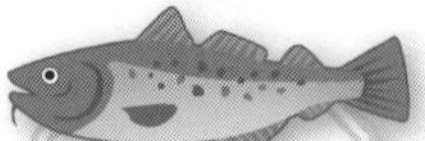

タラ

肥満の人にも安心の「タンパク源」

旬

10月～2月

効能

健脳

ボケ予防

保温

利尿

脂肪が少なく、低カロリーであっさりしているので、肥満や生活習慣病の人に最適なタンパク源です。健脳効果があるとされるDHAや、脂肪、ビタミンA、Dが大量に含まれているので、成長期の子供の栄養食としても期待できます。

「タラコ」はスケトウダラの卵巣、「シラコ」はマダラの精巣です。これらは漢方の相似の理論（P72参照）で強壮・強精作用があると考えられています。同様に、新鮮なタラの身はほんのりと虹色をしているので、体を温めるとされています。

選び方
切り身は、透明感とツヤのあるものを。切り口から水分が出ているものや、白すぎるものは避けましょう。

調理法
みそ、ニンニク、トウガラシと合わせると、体を温める組み合わせになるうえ、コクのある味付けに。

民間療法

冷え性……身を取った後の頭、尾、シラコなどを野菜と一緒にみそ汁にして食べる。これは北国で「ざっぱ汁」と呼ばれ、体を温める食品として食べられている。シラコにはコレステロール低下作用のあるタウリンと、善玉コレステロールをふやすと言われるパントテン酸が含まれている。

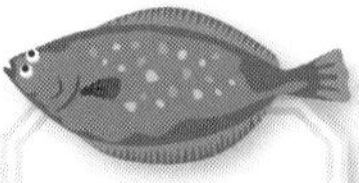

胃腸に優しい「ビタミンDの宝庫」

ヒラメ

旬

10月～1月

効能

- 栄養補給
- 強壮
- 美肌作り
- 骨歯強化

ヒラメ科。「鮃」「平目」「比目魚」など、さまざまな漢字があります。冬は脂が乗ってもっともおいしくなるので「寒ビラメ」、産卵期は脂が落ちて猫もよけて通るほど味が悪くなるので「猫またぎ」とも呼ばれます。

高タンパク質で低カロリーなうえ、ビタミンB_1・B_2が豊富で消化にもよいので、病人、老人、胃腸の弱い人のための栄養食に。カルシウムの吸収を助けるビタミンDを1日の必要量の半分近くも含んでいます。そのため骨歯の強化、骨粗しょう症の予防・改善に役立つとされています。

選び方 鮮やかで身が厚く、表面のぬめりが透明で、裏面の白色がキレイなものを。ヒレが黒ずんでいないものが新鮮。

調理法 ヒレごと唐揚げにすると、美肌作用が期待できるコラーゲンとムコ多糖類を同時にとれる。

ちょこっとマメ知識

カレイとの違いは？

目が左側にあるのがヒラメ、右側にあるのがカレイ。カレイに比べて口が大きく歯が鋭いのが特徴。値段もかなり高価です。

背ビレの下やシリビレの付け根の肉は脂が多く、美味なことから「ヒラメのえんがわ」と呼ばれ、珍重されています。

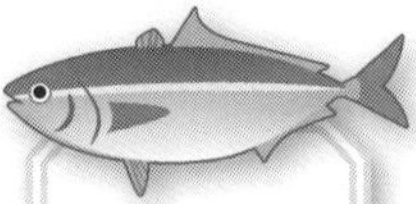

ブリ

気力を高める「出世魚」

旬

10月～2月

効　能

強壮

血栓予防

健脳

ボケ予防

体調１３０㎝、15kgほどのアジ科の魚。『本《ほん》朝食《ちょうしょっ》鑑《かん》』には、「気血を滋《じ》潤《じゅん》（うるおす）し、人を肥《ひ》健《けん》（栄養で満たし健康にする）にする」と記されています。漢方では肉が赤色をしていることから、貧血予防や気力を湧かせる効果があると考えられています（Ｐ72「相似の理論」参照）。現に、血栓を予防すると言われるＥＰＡや、ボケ予防の効果が期待されるＤＨＡ、カルシウムの吸収を促進するとされるビタミンＤ、体のサビつきを予防すると考えられるビタミンＥなど、含有成分は豊富。青魚の中ではトップクラスの栄養価を誇ります。

選び方　天然ものは赤っぽく、養殖ものは白っぽいのが特徴。血合いの色が鮮やかなものが良質。

調理法　頭やアラで作る「ブリダイコン」は、ブリの栄養素がたっぷりとれる健康食。体を温める効果も高いので冬に効果的。

ちょこっとマメ知識

成長するごとに名前が変わる!?

ブリは、成長するにつれ呼び方が変わるので「出世魚」とも言われます。関東では若い順に「ワカシ」、「イナダ」、「ワラサ」、「メジロ」、「ブリ」と言い、関西では「ワカナ」、「ツバス」、「ハマチ」、「メジロ」、「ブリ」と呼びます。また、養殖ものを総称して「ハマチ」と言います。能登ブリが有名。

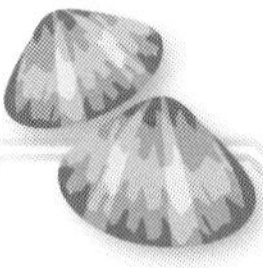

低カロリーなのにパワーの源

アサリ

マルスダレガイ科の二枚貝。アサリだけに限らず、貝類全般はうま味成分でもあるコハク酸を多く含むので、みそ汁やスープに入れるとうま味が増します。特にアサリには、グリコーゲンが豊富に含まれているので、香ばしさや甘味も加わります。

低脂肪、低カロリーで、肥満や生活習慣病に悩む人の、格好のタンパク源。強肝・強壮作用があると言われるタウリンやビタミンB_2、造血作用が期待できるビタミンB_{12}や鉄、強精作用があるとされる亜鉛、骨歯を強化するカルシウムなどが主な含有成分です。

旬

4月～5月
11月

効能

- 強肝
- 貧血改善
- 強壮・強精
- 骨歯強化

選び方 触るとすぐに口を閉じるものが新鮮で、殻の縞模様がキレイなものが良品。むき身の場合は、身が太っているものを。

調理法 アサリで作ったスープやみそ汁は、利尿作用やむくみ取り、のどのうるおいにつながるのでおすすめ。

ちょこっとマメ知識

6～9月は食中毒に注意

潮干狩りと言えばアサリで、「漁《あさ》りとる貝」が語源となっています。シーズンは4～5月と10～11月。6～9月の産卵期は、ビタミンB_1を破壊する酵素を含み、食中毒を起こしやすくなるので、食べないほうがよいとされています。この酵素は加熱によってなくなります。

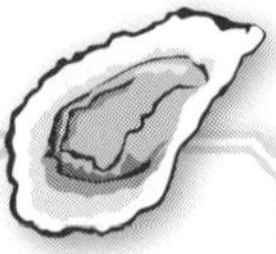

カキ（牡蠣）

亜鉛たっぷりの「海のミルク」

旬

12月～4月
6月～8月

効　能

- 強壮・強精
- 貧血改善
- 不眠改善
- 目の疲れ改善

イタボガキ科。約80種類もあり、世界中の海域に生息しています。栄養価が高いことから、通称「海のミルク」。エネルギー源となるグリコーゲンは、カキ100g中6gと多く、ビタミンB群や鉄、銅、マンガン、ヨード、カルシウム、亜鉛などのミネラルも豊富です。これらには造血作用を促したり、美肌を形成したり、骨歯を強化したりする作用があると考えられています。

特に、亜鉛の含有量は全食品中、ナンバー1で、不眠症や目の疲れ、精力減退を改善するのに効果的だと言われています。

選び方　黒いヒダが鮮明でしっかり縮んでいるもの、身が乳白色でふっくらしていて、光沢があるものを。

調理法　生で食べる場合は、古くなると食中毒の恐れがあるので、レモン汁をかけて殺菌するとよい。

民間療法

夜尿症、寝汗、不眠症、目の疲れ……カキフライにして食べる。体を温める作用があり、カルシウムや亜鉛などのミネラルも豊富なので、各症状がやわらぐとされる。

貧血予防……生ガキにレモン汁をかけて食べると、鉄分の吸収率が高まる。

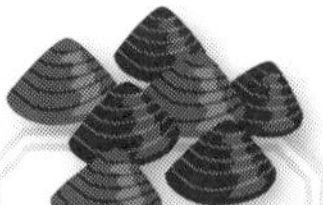

シジミ

肝機能を強化する「産後のお供」

旬
4月～8月
12月～2月

効能
強肝
強心
貧血改善
母乳分泌の促進

シジミ科の二枚貝。淡水に生息するマシジミ（通称「寒シジミ」）は冬が旬で、海水が混ざる場所に生息するヤマトシジミは、土用の頃が旬。よく「土用のシジミは服薬」「シジミのみそ汁は肝臓によい」「シジミは黄《おう》疸《だん》に効く」と言われるのは、①強壮作用があるとされるタウリンが豊富、②含有成分のメチオニン、コハク酸、ビタミンB12が肝機能を強化、③黄《おう》疸《だん》を改善するオクタデセン酸を多く含む、からだと考えられます。また、ビタミンやミネラルが豊富なので、シジミのみそ汁は「産後の乳の出をよくする」とも言われています。

選び方　触ると勢いよく口を閉じ、水に入れると水管を出すものが新鮮です。殻は黒くツヤのあるものを。

調理法　加熱しすぎると風味が損なわれるので、煮すぎないように。口が開いたらすぐに火を止めるのがコツ。

民間療法

肝炎・肝硬変予防……シジミ800g（約260個）を砂出しし、水１ℓとともに鍋に入れる。弱火にかけ、水が半量になったら火を止め、シジミを取り出す。この汁をガーゼでこして、毎食前に50mℓずつ飲む。

疲労回復、貧血予防……ショウガやニンニクと一緒に漬けたシジミのショウガ漬けを食べる。

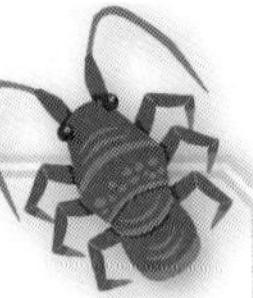

エビ

血糖値を下げるベタインが豊富

旬

通年

効　能

糖尿病予防

強壮・強精

免疫力強化

毛髪の成長

甲殻類エビ目。日本近海だけでも約５００種が生息しており、クルマエビ、大正エビ、甘エビ、手長エビ、桜エビなどが有名です。グリシン、アラニン、プロリン、ベタインなどのアミノ酸が豊富で、特にベタインは血中コレステロールや血糖を下げる働きがあると考えられています。

また、含有成分のタウリンは、強肝・強精、抗血栓作用を発揮し、殻に含まれているキチン質は、免疫力を上げると言われています。さらに、頭の後ろには強精作用や毛髪の成長を促す効果が期待される精巣があります。

選び方　殻がしっかりとしていてツヤがよく、身が詰まっていて腹部に透明感があるものが良質。

保存法　殻付きのまま、よく洗って水気を拭き取り、背わたと頭を取る。ラップで包み、保存袋に入れて冷凍。

民間療法

骨粗しょう症の予防……エビの殻をから煎りし、細かく砕いて青ノリやゴマなどを乗せる。殻にはカルシウムが豊富に含まれているので、これをご飯にふりかけて毎日食べると、骨を強くすると考えられる。炒め物やスープにする時も、なるべく殻ごと食べるとよい。

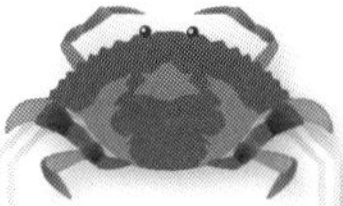

カニ

冬に重宝する「ダイエット食」

旬

12月～3月

効　能

免疫力強化

強精

強肝

貧血改善

毛ガニ、ズワイガニ、ガザミ、タラバガニ、サワガニなどの種類があり、漢方では余分な熱や毒素を排除すると言われています。

低脂肪で高タンパク質、さらには糖分の代謝に欠かせないビタミンB群や、貧血を防ぐとされる鉄、強精作用のある亜鉛、骨歯強化に役立つカルシウムなどのミネラルが豊富に含まれています。肥満や生活習慣病の人に格好の栄養食。

肝機能を強化するとされるタウリンも含み、殻の含有成分であるキチン・キトサンには、整腸作用や、ガン予防を期待できます。

選び方　関節の裏側が澄んでいるのは、鮮度の高いしるし。ゆでたものを買う場合は、重量感のあるものを。

保存法　生のカニは1度ゆでてから冷凍するのが保存の基本。カニの水分を逃さないよう新聞紙やラップで包んで冷凍庫に。

民間療法

腰痛、腫れ物……殻を弱火であぶり、砕いて粉々にする。これをお湯に溶かして飲む。

老化予防……カニみそやカニの卵をたくさん食べる。ただし、アトピーの人は症状が悪化する場合があるので、注意すること。

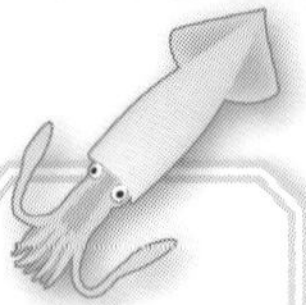

イカ

スルメの粉に薬効がたっぷり

旬
4月～8月
（スルメイカ）

効能
造血
強心
強肝
血栓予防

アオリイカ、ヤリイカ、コウイカ、スルメイカなど種類が豊富。タンパク質、カロリーともに低めですが、アミノ酸の組み合わせは素晴らしく、消化吸収も良好です。

造血に欠かせない銅、老化予防が期待されるビタミンEのほか、強心・強肝作用、血中コレステロール低下作用があるとされるタウリンを含んでいます。スルメに付着している白い粉はタウリンそのものなので、食べる時に、はたいて捨てないようにしましょう。またイカスミには殺菌作用や抗ガン作用があると言われているムコ多糖類が含まれています。

選び方 胴が乳白色で透き通っていてツヤがあるもの、目が澄んでいて飛び出しているものほど鮮度が高い。

調理法 煮すぎるとかたくなるので、さっと火を通すのがコツ。刺身や炒め物、スープなどにすれば薬効を逃さない。

民間療法

狭心症の予防・改善……イカスミをあぶって粉末にしたものを服用する。
食欲増進、強壮……暑い夏には、イカそうめんにして、ショウガじょうゆにつけて食べるとよい。
ほてり……陰性食品の野菜と一緒にサラダや酢の物にして食べる。

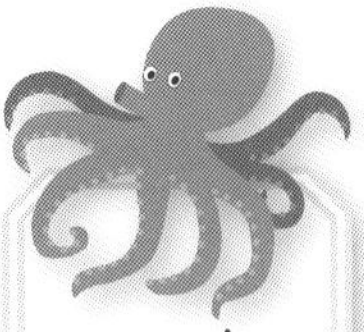

タコ

口内炎を治す「悪魔の魚」

世界中に約200種類、日本だけでも約50種類が生息していますが、食卓に並ぶのはマダコ、イイダコなどわずか数種類です。

低脂肪、低カロリーですが、タンパク質やビタミンB_1・B_2などのビタミン類、亜鉛、カルシウムなどのミネラルが多く含まれています。特に、ビタミンB_2は口内炎の改善や、肝機能を強化する働きが、亜鉛は強壮作用があるとされています。　また、抗脂血・抗血栓、強壮・強心作用のあると言われるタウリンも豊富です。「海藤華《かいとうげ》」と呼ばれる卵巣は煮付けにして食べると美味。

旬

10月～2月

効能

強肝

強心

血栓予防

強壮・強精

選び方　ツヤがあって吸盤がそろい、切り口に水分のあるものを。ゆでたものを買う場合は、弾力があるものが良質。

調理法　タコとダイコンを一緒にやわらかく煮ると、コレステロール低下や、ダイエット効果が期待できる。

ちょこっとマメ知識

欧米では「悪魔の魚」!?

タコは、グロテスクな容姿から欧米では「devil fish（悪魔の魚）」と呼ばれています。英語では「octopus」と言いますが、「oct」は「８」、「pus」は「足」という意味。日本語でも江戸時代の『和語私《わごし》臆鈔《おくしょう》』という文献に「タコは多股からきている」と記されているので、語源は同じようです。

陽性食品
間性食品
陰性食品

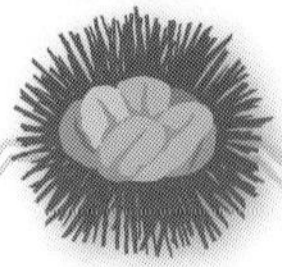

ウニ

ビタミン効果で頭がよくなる⁉

旬

5月〜8月

効能

視力低下予防

健脳

強壮・強精

保温

世界中の浅い海に生息。ウニ特有の味を醸し出すメチオニン、甘味を出すグリシンやアラニン、苦味成分のバリンなど、豊富なアミノ酸が含まれています。

含有成分のビタミンB_1・B_2は脳や神経の働きを促進する作用、リン脂質やグルタミン酸は健脳効果や、皮膚や粘膜を強化する作用、ビタミンAは眼の働きをよくする効果があると言われています。

身の部分は生殖腺であり、漢方の「相似の理論」（P72参照）から、強壮・強精作用を発揮すると考えられています。

選び方 粒がつぶれておらず、しっかりしているもの、鮮やかなオレンジ色で、光沢のあるものが新鮮なしるし。

調理法 陽性食品の白身魚やイカに塗って焼けば、温め効果がアップ。生ウニは日持ちしないので、その日のうちに食べて。

ちょこっとマメ知識

ウニのさまざまな漢字表記

ウニは、生きている状態と、加工された状態で漢字表記が変わります。

生きたウニは、イガイガしたクリのような見た目から「海栗」、身が内臓のような外観なので「海胆」と書かれます。一方、加工後のウニは「雲丹」、「海丹」と書かれるのが一般的です。

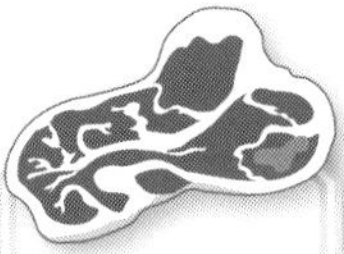

気力、体力がアップ！

牛肉・豚肉・鶏肉

旬

通年

効能

冷え性改善

抗うつ

牛肉は漢方では「胃腸の働きを補い、筋力を益《ま》し、排尿を促し、むくみを取る」とされ、牛肉のスープやおかゆが妙薬として食されてきました。豚肉はビタミンB_1が抜群に多く、「補《ほ》益《えき》腎《じん》気《き》（体力・免疫力増強）、解毒、解熱」に効果があるとされます。

鶏肉は低脂肪でありながら、ビタミンAを牛・豚肉の10倍も含むダイエット食。漢方でも「肝、肺、腎を補い、風《ふう》を除き、湿を逐《お》い、気を益《ま》し、気を温める（肝・肺・腎機能を強化し、冷えと水毒を取り、気力を増す）」とされています。

選び方　色鮮やかでツヤのあるものがよい。特に鶏肉は弾力のあるもの、豚肉は赤身と白身の境目がはっきりしているものを。

調理法　肉類は鮮度が命なので、早めに使い切るように。ビタミンやミネラルを豊富に含む野菜類と合わせるとよい。

民間療法

疲労・病気回復……おかゆに包丁で細かく叩いた牛肉とショウガ、しょうゆ、塩を練り混ぜて加え、食べる。

頭痛、立ちくらみ、かすみ目……沸騰した湯に豚レバーと塩を入れ、弱火で10分煮る。その後、ホウレンソウとショウガを加え、半量になるまで煮込んで食べる。

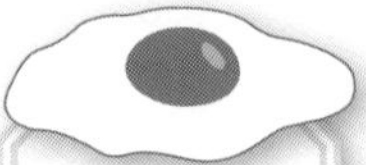

卵

豊富なタンパク質でパワー補給を

旬

通年

効能

強壮

保温

老化予防

健脳

昔から「精がつく」と重宝がられてきた食べ物。『本朝食鑑《ほんちょうしょっかん》』にも「心を沈め、癇《かん》(引きつけ)を止め……小児の疳痢《かんしゃく》(神経症による下痢)……にも宜《よろ》しい」と記されています。

卵白のタンパク価は非常に高く、牛乳、豚肉、豆腐のそれをしのぎます。一方、卵黄は約15%がタンパク質で、30%が脂質です。脂質の6割が中性脂肪で3割がリン脂質、残りがコレステロールです。リン脂質は、知能や記憶力を向上させたり、老化を改善したりするだけでなく、血中のコレステロールを減少させる働きもあるとされます。

選び方

殻の表面がザラザラしていて、光沢のないものや、ずっしりと重みのあるものが良品。

調理・保存法

かたくゆでると消化しにくくなるので、胃腸が弱っている時は半熟に。保存は尖った部分を下にしておくと長持ちする。

民間療法

風邪……日本酒1合を温め、沸騰する直前に火を止める。卵黄を1個入れて、かき混ぜて飲むと、体がしっかり温まる。

美肌作り……卵黄2個とオリーブオイル大さじ1をよく練り合わせ、シワの気になるところにパックすると、ハリのある肌になる。

陽性食品
間性食品
陰性食品

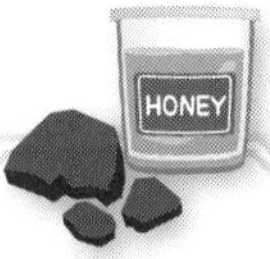

栄養たっぷりの天然の甘味料

黒砂糖・ハチミツ

旬

通年

効能

エネルギー源

骨歯強化

整腸

体を温める

黒砂糖は、サトウキビの絞り汁をそのまま煮詰めたもの。白砂糖が99％糖質から成り、ビタミン、ミネラルをほとんど含まないのに対し、黒砂糖はビタミンB_1・B_2、カリウム、鉄、亜鉛などを豊富に含んでいます。特に黒砂糖に含まれるカルシウムは、白砂糖の150倍もあるほど多いので、骨歯の強化に役立つとされています。

ハチミツは古代エジプトの時代から、解熱剤、緩《かん》下《げ》剤、下痢止めとして使われていましたが、科学的にも殺菌、鎮静、整腸作用があると言われています。

選び方 黒砂糖もハチミツも、純度100％のものを。ハチミツは色が濃いほど味も濃く、香りも強いのでお好みで。

調理法 ハチミツは砂糖より甘味が強いので、控えめに使用。温度によって、味が変わるのでこまめに味見をして。

民間療法

風邪予防、冷え性、貧血……黒砂糖とショウガ汁を煮て、冷ましてから飲む。

美肌作り……お湯50㎖に黒砂糖100gを溶かし、冷ましてからパックする。

不眠……ホットミルクにハチミツを加えて、寝る前に飲む。

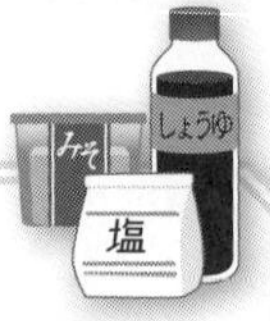

日本人の健康に欠かせない食材

塩・みそ・しょうゆ

旬

通年

効能

強壮

長寿の源

栄養補給

塩は、世界最古の調味料。約100種類のミネラルを含む塩分が不足すると、食欲不振、消化不良、疲労、倦怠感、嘔吐などの症状を引き起こします。

また、炭水化物や良質なタンパク質を含むみそには、ニコチンの害を消したり、血中コレステロールを低下させたりする作用もあると言われています。

日本人の食生活に欠かせないしょうゆも健康効果が高く、熱い番茶とショウガを加えて飲むと、胃腸病、冷え、貧血の症状をやわらげてくれるとされています。

調理法

塩分摂取を抑えたいなら、みそ汁に具を多く入れてうす味に。みそを入れてから沸騰させると風味が飛ぶので注意。

保存法

塩は密閉して冷暗所で、みそは冷蔵庫か冷凍庫で保管。しょうゆは開栓後、冷蔵庫に入れると風味が長持ちする。

ちょこっとマメ知識

みそは古くから貴重な薬だった

『本朝食鑑《ほんちょうしょっかん》』に、みそは「腹中を補い、気を益《ま》し、脾胃を調え、心腎を滋《ま》し、吐を定《おさ》め、瀉《はらくだし》を止め、四肢を強くし、鬚髪《ひげかみ》を烏《くろ》くし、皮膚を潤し……病後の痩せ衰えを壮にする……酒毒および鳥魚獣菜菌の毒を解する」と記されています。まさに万能薬だったことがうかがえます。

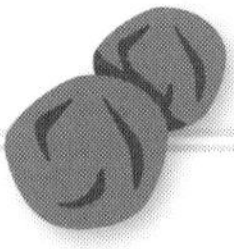

日本特有の薬効食品

梅干し

旬

通年

効能

食欲増進

疲労回復

殺菌

風邪改善

梅はバラ科の小高木。原産地はアジア温帯ですが、梅干しは日本特有のもの。梅干しに含まれているクエン酸、リンゴ酸、コハク酸などのアミノ酸は、だ液や胃液の分泌を促し、食欲を増進します。特にクエン酸は、疲労回復作用を発揮。ほかにも、含有成分のベンズアルデヒドや安《あん》息《そく》香《こう》酸は、殺菌作用があると言われており、第二次大戦中には下痢、腹痛だけでなく、腸チフスや赤痢にも利用されてきました。

1日最低1個の梅干しを食べると、万病の予防・改善に役立つと考えられます。

選び方　なるべく着色料や保存料が入っていないものを。甘味が加えられたものは、塩分が控えめ。

調理法　陽性体質の人は、陽性作用を抑えるために酢と組み合わせた調理がおすすめ。キュウリやワカメなどの酢の物に。

民間療法

下痢、婦人病……梅干し、しょうゆ、おろしショウガに熱い番茶を注いで飲む。

二日酔い……梅干し１個と水400mℓを鍋に入れ、半量になるまで弱火で煮詰める。これを少し冷めてから飲むと症状が緩和するとされている。

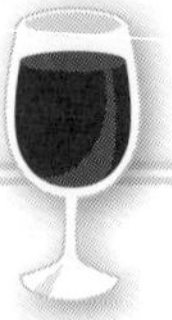

赤ワイン

血行をよくする「温めドリンク」

旬

通年

効能

- 造血
- 体を温める
- 動脈硬化予防
- 貧血改善

ブドウの果実をつぶして、果汁や果皮を発酵させて作られたもの。ドイツのワイン・アカデミー科学委員会のニコライ・ボルム博士によると「ワインに含まれるポリフェノールは血行を促し、血圧を下げ、ストレス解消に役立つ」とのこと。実際に、デンマークで行われた調査では、お酒をまったく飲まない人より、ワインを毎日飲む人のほうが死亡率が低かったそうです。特に、造血成分の鉄を多く含む赤ワインは、漢方では体を温め、血行をよくし、心臓病、脳卒中、貧血、風邪などの治療に効果的だと考えられています。

選び方

コルクが盛り上がっていたり、コルクとワインの空間が空きすぎたりしているものは傷んでいる恐れが。

保存法

遮光性、断熱性のある木箱や、ダンボールに寝かせて入れて、床下や納戸など、温度変化の少ない場所で保存を。

ちょこっとマメ知識

ワインは人類の歴史とともにあった

ワインの歴史は古く、『旧約聖書』にも記されています。「ノアの箱船」で知られるノアは、大洪水が去った後、真っ先にブドウ酒を飲んだと言われています。また、古代ギリシアでは、兵士の傷口を消毒したり、不眠を解消したりするものとして使われていました。

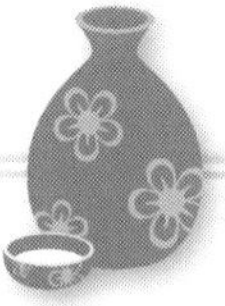

日本酒

1日2合までなら「百薬の長」

旬

通年

効　能

ガン予防

体を温める

コメを原料に、酵母によってアルコール発酵させて醸造したもの。漢方的に見ると、陰性の大麦を原料にしたウイスキーに対して、間性のコメを原料にしています。このことからウイスキーは陽性体質の人に、日本酒は陰性体質の人に適していると言えます。

秋田大学医学部の滝沢行雄名誉教授は、「日本酒に含まれるアミノ酸や糖類などのエキス分には、ガンを抑える効果があるらしい」と発表しています。実際に、1日2合までなら、体を温め、善玉のHDLコレステロールをふやすと考えられます。

保存法　温度や光（紫外線）の影響を受けやすいので、光の当たらない20℃前後の場所で保存すること。特に吟醸酒や繊細な香味を楽しむ酒、生酒などは、冷蔵庫での保管が理想的。冷蔵庫に入る大きさのビンを買うか、小さいビンに小分けにして保管を。

民　間　療　法

冷え性、血行促進、肩こり、美肌作り……日本酒を好きな量だけ湯船に入れ、入浴する。体が芯から温まるうえ、体内の老廃物が排出され、毛穴がキレイに掃除される。なめらかでやわらかい肌触りのお湯になり、香りも一緒に楽しめるのでリラックス効果も期待される。

コラム

［ショウガ湿布の作り方］

ショウガを使った湿布は、温め効果抜群！
冷えや痛みを感じる場所に貼って、
体を温めましょう。

効　能

血行促進、鎮静、
ぼうこう炎改善、生理痛改善

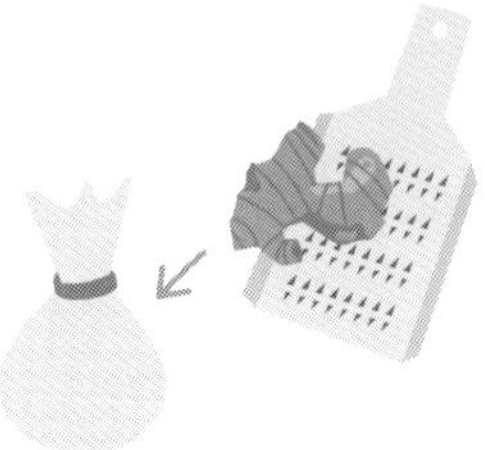

1 ショウガ150g（約１パック）をすりおろし、ガーゼでくるんで口を輪ゴムで縛る。

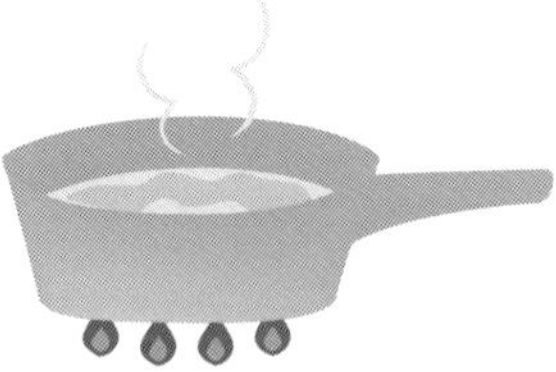

2 鍋に２ℓの水を入れ、その中に❶を入れて、火にかける。大きめの泡がプツプツと出てきたら（70℃くらい）とろ火にする。

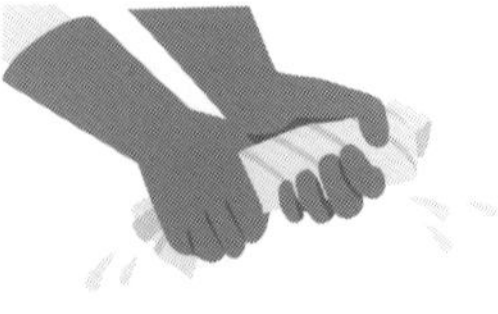

3 温度が下がらないようにとろ火にしたままタオルを入れ、ゴム手袋をはめて絞る。

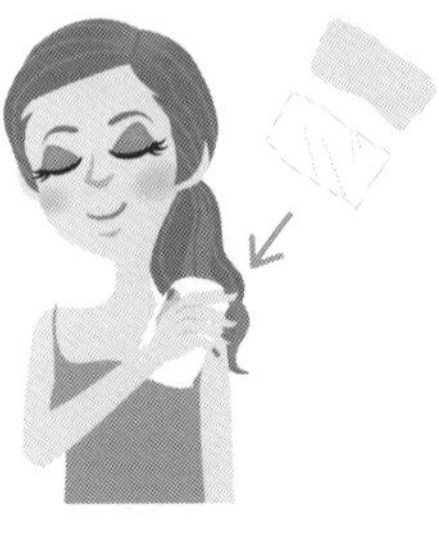

4 絞ったタオルを患部に当て、上からラップをかけて、さらにその上に乾いたタオルを置く。

5 10分経ったらまたタオルを湯に浸して絞り、患部に当てる。これを２～３回繰り返す。

第4章

どちらの体質にもいい間性食品ガイド

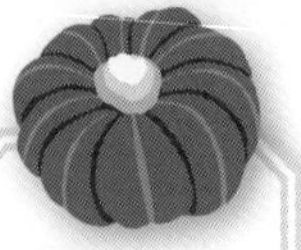

カボチャ

冬場の目薬、風邪薬になる

旬

7月〜12月

効能

脳卒中予防

風邪予防

皮膚病改善

目の疲れ改善

ウリ科の植物で、中央アメリカ原産。「冬至《とうじ》カボチャを食べると中風《ちゅうふう》（脳卒中）にかからぬ」という言葉がありますが、実際にカボチャは冬場のビタミンA（カロテン）の貴重な補給源。血管や皮膚、粘膜を強化するとされるビタミンAは、果肉や皮、わたに豊富に含まれており、皮膚病や動脈硬化、目の疲れ、風邪、肺炎などの予防・改善に効果的だとされています。

また、活性酸素を除去すると言われているビタミンEの含有量は野菜の中でもトップクラスです。

選び方

重みがあり、皮の緑色が濃いものを。カットされているものは、種がぎっしり詰まっている濃い黄色のものを。

調理法

カボチャの皮には、果肉以上にカロテンが詰まっているので、煮物は皮ごと調理するほうがベター。

民間療法

せき、たん……種子20粒ほどをフライパンで炒めて食べる。

皮膚の化膿、軽いやけど……種子をすりつぶして、患部に貼る。

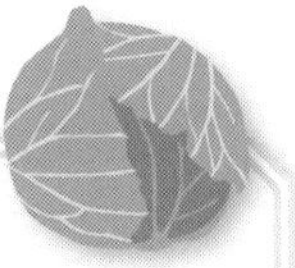

キャベツ

ビタミンUを含む「潰瘍の特効薬」

旬

11月～5月

効能

- 胃潰瘍予防
- 肝臓病予防
- ガン予防
- 去たん

アブラナ科の越年生草本植物で、原産地は地中海沿岸。ヨーロッパでは「貧乏人の医者」という異名もあるほど、古くから薬効が知られてきました。淡色野菜の中ではもっともビタミンとミネラルが豊富で、ビタミンA・B群・C・Kや、塩素、カルシウム、ナトリウム、鉄、イオウ、ヨードなどが含まれています。中でも、イオウと塩素は胃腸や呼吸器の浄化に役立つとされています。特徴的なのは、潰瘍を癒すとされるビタミンUを含んでいること。胃腸の傷ついた粘膜を癒すほか、肝機能強化作用も期待できます。

選び方　葉の巻きがしっかりしていて、重みのあるものを。ただし葉のやわらかい春キャベツは、巻きがゆるいものがよい。

調理法　冬キャベツは独特の甘味があり、煮込み料理向き。葉のやわらかい春キャベツは生サラダや炒め物に。

民間療法

胃炎、胃潰瘍、気管支炎……ニンジン１本、リンゴ１個、キャベツ100g（約２枚）をジュースにして毎日飲む。

筋肉痛、関節痛……アイロンでキャベツの葉をしぼませてから患部に当てると、痛みがやわらぐ。（フランスの自然療法家、M・メッセゲ氏による）

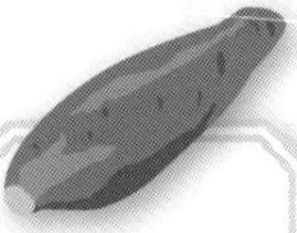

サツマイモ

気力・体力をつける「救荒食品」

旬

9月～11月

効能

整腸
強壮
肺ガン予防

ヒルガオ科の植物で、中央アメリカ原産。17世紀に日本に伝わり、食物が不足した時の救荒食品として、全国に広がりました。

ヤラピンという樹脂、セルロースという食物繊維、腸内のビフィズス菌をふやすとされるアマイドという成分を含んでおり、いずれも便通をよくする作用が期待できます。漢方でも、サツマイモは胃腸の働きをよくし、排泄を促し、気力・体力をつける作用があると考えられています。

ミネラルはカリウムを多く含んでいるので、塩をつけると味が引き立ちます。

選び方

重みがあり、ふっくらしているものを。表皮の凹凸が少なく色ツヤがあって、ひげ根が少ないものがベスト。

調理・保存法

アクが強く空気にふれると変色しやすいので、切ったらすぐに水にさらすこと。寒さに弱いので常温で保存を。

民間療法

しもやけ……サツマイモをすりおろして、患部に塗る。

魚の骨などの誤飲……ふかしイモ、焼きイモをあまり噛まずに食べると、ひっかかった骨を押し出せる。

二日酔いからくる吐き気、下痢……イモがゆにして食べる。

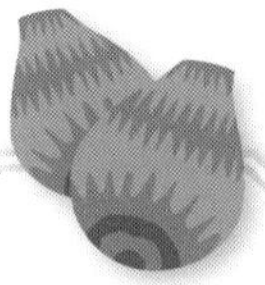

サトイモ

消化を促す「燃焼系食品」

陽性食品　間性食品　陰性食品

江戸時代の薬物書『大和本草』に、「山中の農多く植えて糧として飢餓を助けて甚民用に利あり（山村の農家が多く植え、人々の飢えを助けてくれる）」と記されていることから、救荒食品として役立ってきたことがうかがえます。でんぷんが多く含まれており、そのエネルギー化を助けるビタミンB_1や、脂肪の燃焼を促すビタミンB_2のほか、タンパク質も豊富で消化・吸収に優れた栄養食です。サトイモ特有のヌルヌル成分のムチンは、タンパク質の消化促進、滋養強壮、潰瘍予防などの効果があるとされています。

旬

9月～11月

効能

栄養補給

消化促進

健脳

気管支炎予防

選び方　乾燥に弱いので、泥がついていて皮に湿り気があるもの、実がかたくヒビやこぶがないものが良質。

調理法　手に塩や重曹《じゅうそう》をつけて調理すると、かゆくならない。ぬめりは落とさないほうが薬効成分が多くとれる。

民間療法

打ち身、ねんざ、吹き出物……すりおろしたサトイモにその1/3の量のうどん粉（小麦粉）と、少量のショウガ湯を加えて、患部に貼る。
気管支炎、肺炎……胸の部分に上記の湿布を貼る。
たん……みそ汁の具として毎日食べる。
（毒）虫刺され……ずいき（葉柄《ようへい》）をつぶして、その汁を塗る。

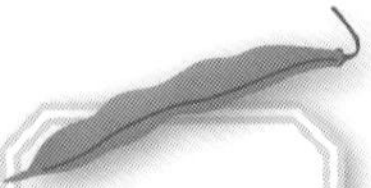

疲れを癒すスタミナ食品

サヤインゲン

旬

6月～9月

効能

健胃・整腸

疲労回復

強壮

風邪予防

江戸時代に、隠《いん》元《げん》禅師が中国から日本に持ち込んだことがきっかけで、日本各地に広まりました。漢方では、胃腸の働きを整え、気力を高めたり、疲労を回復したりするものと考えられています。科学的にも、含有成分のアスパラギン酸はエネルギーを形成し、スタミナをつける働きがあるとされています。

ビタミンやミネラルのバランスもよく、含まれているβ-カロテンは体内でビタミンAに変わり、皮膚や粘膜を強化すると言われています。その結果、風邪やガンの予防、美肌効果も期待できます。

選び方

鮮やかで濃い緑色のもの、表面の凹凸が少なく、あまり太くないもののほうが、やわらかくおいしい。

調理法

陽性体質の人はゆでたものを冷ましてサラダや和え物に、陰性体質の人は煮物や炒め物にして。

民間療法

糖尿病予防……サヤインゲンをジューサーにかけ、生ジュースを飲む。サヤには、血糖値を下げる成分、インスリンの生成に必要な亜鉛が多く含まれている。

美肌作り、疲労回復……サヤインゲンを塩ゆでし、細かくつぶしたナッツで和えて食べる。肌のかさつきが軽減し、疲れが取れるとされる。

陽性食品
間性食品
陰性食品

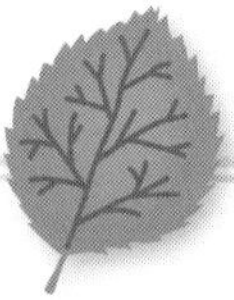

シソ

解毒作用のある「刺身のつま」

旬

6月～9月

効能

食中毒改善

風邪予防

発汗

利尿

β-カロテン、B_1・B_2・Cなどのビタミン類や、鉄、カルシウム、リンなどが豊富に含まれており、特にβ-カロテンとカルシウムは野菜の中でもトップクラスです。独特の香りの正体はペリルアルデヒドという成分。これは防腐、解毒作用に優れているとされており、刺身に添えられるのもそのためだと考えられます。また、発汗、利尿、去たん、せき止め作用もあると言われているので、風邪の時に食べるとよいでしょう。そのほか、神経を落ち着かせる作用もあるので、ノイローゼやうつ病にも効果的とされています。

選び方　葉先までピンとしていてハリがあり、色鮮やかでツヤのあるものが新鮮なしるし。香りのよいものが良質。

調理法　細かく切るほど香りが際立ちます。千切りにする時は、太い葉脈を取り除き、何枚か重ねて巻いて切るのがコツ。

民間療法

風邪……シソの葉20枚をコップ１杯の水で半量になるまで煎じる。これを１日３回、温服する。

魚介類の食中毒……約60枚のシソの葉と細かく刻んだショウガをコップ１杯の水で半量になるまで煎じて飲む。

切り傷、湿疹……水に浸した葉をよくもんで患部に貼る。

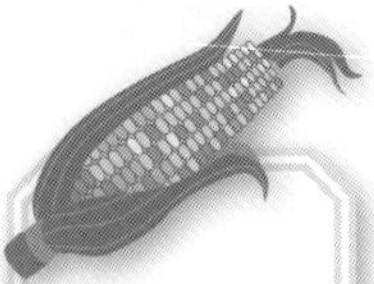

老廃物もストレスも取り除く

トウモロコシ

旬

6月～9月

効能

- 強壮
- 健胃・整腸
- ストレス緩和
- 便秘改善

コメ、コムギと並ぶ世界3大穀物の1つです。漢方では滋養強壮を促して、胃腸の働きを活性化したり、ストレスを解消したりすると言われています。

便通をよくする食物繊維も豊富。発ガン性物質を吸着して体外に排泄する作用があるので、大腸ガン予防も期待できます。

また、胚芽の部分にあるリノール酸は、コレステロールの吸収を抑制し、動脈硬化や血栓を予防すると言われています。疲労回復作用があるとされるビタミンB_1も豊富なので、夏バテ解消にも最適です。

選び方 実がびっしりとついていて、粒がそろっているもの、皮付きでヒゲが緑色でみずみずしいものを。

調理法 時間が経つと栄養がどんどん失われるので、手に入れたら早めに調理して。皮は調理する直前にむくこと。

民間療法

ぼうこう炎の予防……トウモロコシのヒゲをコップ1杯の水で煎じて、毎食後に飲む。トウモロコシは漢方では「南蛮毛」と呼ばれ、利尿を促して血圧を下げると言われている。

夏バテ……トウモロコシの粒の根元の部分までしっかり食べる。

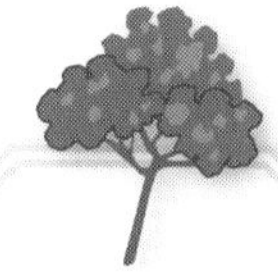

パセリ

殺菌効果の高い「胃薬」

旬

3月～4月

効能

食中毒予防

眼病予防

食欲増進

利尿

ヨーロッパでは紀元前4世紀頃から栽培され、古代ギリシア、ローマ時代には食中毒や二日酔いの薬として重宝されていました。独特の香りはピネン、アピオールという精油によるもので、殺菌、食中毒の予防効果が期待されます。

ニンジンに匹敵するほどのビタミンやミネラルがあり、その効果は①食欲増進、②利尿作用、③眼病予防・改善、④眼、腎臓、ぼうこうの感染症予防・改善、⑤血管を若くしなやかに保つ、⑥イライラやノイローゼの予防・改善、などとされています。

選び方

葉の緑色が濃く、細かく縮れてみずみずしいもの、茎がピンとしてハリのあるものが新鮮です。

調理法

みじん切りにする時は、よく水を切るのがポイント。刻んでから水洗いすると、薬効成分が流れ落ちるのでNG。

民間療法

上記①～⑤の症状……ニンジン2本、リンゴ1個、パセリ50g（約5本)の生ジュースを毎日飲む。

タバコの口臭止め……パセリをよく噛みながら食べる。

虫刺され……生の葉をもんで、患部に直接塗る。

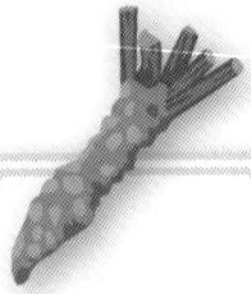

ワサビ

辛味成分は殺菌作用でも大活躍

旬

11月～2月

効能

- 健胃・整腸
- 食欲増進
- 食中毒予防
- 便秘改善

漢方では、胃腸の機能を高めて食欲を増進するとされています。ワサビといえば独特の辛味ですが、これはもとからあるわけではなく、すりおろすことで発生します。すりおろすと含有成分のシニグリンがミロシナーゼと呼ばれる酵素に分解され、アリルイソチオシアネートという辛味成分が増加します。

これは殺菌作用や防カビ作用、食中毒予防の効果があると考えられていて、寿司に使われるのはそのためです。そのほか、便秘の改善や消化を促進する作用もあるとされます。ビタミンCやカリウムも豊富です。

選び方

緑色がみずみずしいほど鮮度が高いしるし。頭部も先端部も細くなく、太さが均一のものが良質。

調理法

ワサビの辛味成分は揮発性で、時間が経つほど辛味も香りも薄れてしまうので、食べる直前にすりおろして。

民間療法

鼻炎……ワサビをすりおろし、レモン汁とハチミツを加えてよく混ぜる。これを毎朝飲む。
肩こり……すりおろしたワサビをガーゼに塗り、患部に貼る。
冷え予防……ワサビの花をおひたしや塩漬けにして食べる。

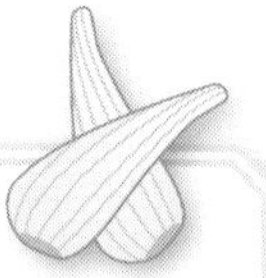

ラッキョウ

浄血作用で傷みやこりを失くす

旬

通年

効　能

疲労回復

痛み・こり改善

狭心症予防

血行促進

中国原産のユリ科の多年生。日本に伝来したのは中世の頃で、当時は薬として使われていましたが、江戸時代から食用とされるようになりました。ニラ、ニンニク、ネギ、タマネギなどと同じアリウム属です。

硫化アリルのジメチル・トリスルフィドや、メチル・アリルトリスルフィドなどが薬効の主な成分。これらはビタミンB_1の吸収を促し、疲労回復やこり、痛みなどを緩和すると言われています。また、血行をよくし、血液を浄化する働きや、心筋梗塞を予防する作用も期待されます。

選び方　ふっくらとしていて傷がなく、全体的に粒がそろっているものを。青い芽が出ていないものが新鮮。

調理法　成長が早く、すぐに芽が出てしまうので、手に入れたら早めに甘酢漬けやしょうゆ漬けに。

民間療法

狭心症、心筋梗塞の予防……ラッキョウ漬けを1日3～4粒食べる。

食欲増進、疲労回復……ビタミンB_1を含む豚肉やダイズ、玄米などと合わせて食べる。ラッキョウの硫化アリルがビタミンB_1の吸収を助け、体力回復を促進するとされる。

陽性食品　間性食品　陰性食品

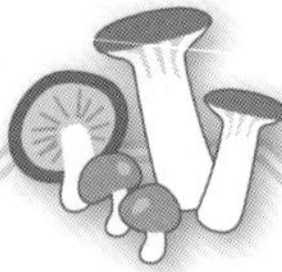

キノコ類

腸内の毒や老廃物を一掃！

旬
通年
（主に秋）

効能
整腸
免疫力強化
ガン予防

キノコ類は、担《たん》子《し》菌《きん》類に属する微生物の子実体。日本で食用、薬用に使われているのは、約３００種。キノコの特徴は、容量のわりに低カロリーなので、ダイエットに向いていること。食物繊維が約40％も含まれており、腸内の老廃物や毒素を排泄し、血液を浄化するとされています。

シイタケの特有成分には血中コレステロールを下げる作用や、ガン細胞の増殖を防ぐ効果があるとされます。ナメコ独特のぬめりはムチンによるもので、タンパク質やアミノ酸の吸収を促すのでみそ汁に最適です。

選び方　表面に傷がなく、ツヤやハリがあるもの、カサのヒダが元気ではっきりしているものがベター。

ポイント　シイタケに含まれるエルゴステロールは、紫外線に当たるとビタミンDになるので、半日ほど天日干しするとよい。

民間療法

糖尿病予防……シイタケを煮るか、スープにして毎日食べると、体内の糖分が燃焼される。

食欲増進……ナメコとダイコンおろしを和えて食べる。

骨歯の強化……シイタケを日光に20～30分当ててから調理して、乳製品や魚と一緒に食べる。ビタミンDが増加し、カルシウムの吸収を助ける。

栄養たっぷりの生命の源

玄米

旬

9月～11月

効　能

腸内浄化

栄養補給

稲はイネ科で、原産地は東南アジアからインドにかけての地域。稲からもみ殻だけを取ったものが玄米で、そこからぬかを取り除き、胚芽を残したものが胚芽米、さらに胚芽を取り除くと白米になります。

玄米は栄養価、健康効果ともに白米より断然優れています。玄米にはコメの消化・吸収に必要なビタミンB_1・B_2のほか、ビタミンEやカリウム、鉄、亜鉛、銅、マグネシウム、血中コレステロールを下げるリノール酸、腸内の余剰物や有害物を排泄してくれる食物繊維などが、白米の数倍も含まれています。

選び方　粒がそろい、ツヤがあって青い未熟米がないものが良品。ぬか部分に農薬が蓄積しやすいので低～無農薬のものを。

調理法　かたくて食べにくければ、最初は白米に２割ほど交ぜ、慣れてきたら少しずつ量をふやすとよい。

民間療法

疲労回復、冷え予防……玄米をフライパンで少し焦げる程度に炒り、その６倍の水を入れて煮る。やわらかくなるまで煮詰め、スープとして飲むと、体や腸を温め、排泄を促すと考えられている。病後の体力回復にも効果が期待される。

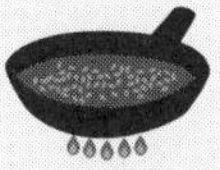

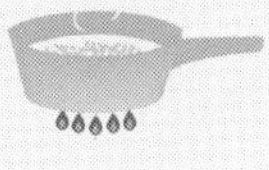

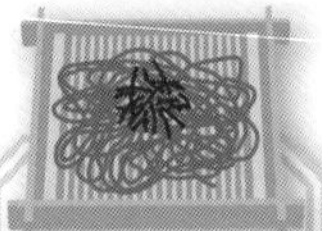

ソバ

8つのアミノ酸が肥満を防ぐ!

旬

9月～12月

効能

肥満予防

ボケ予防

むくみ改善

便秘改善

タデ科。『本朝食鑑《ほんちょうしょっかん》』に「気分をおだやかにし、腸を寛《くつろ》げ、能《よ》く腸胃のつかえ(老廃物)をこなす。また、水腫、泄痢《はらくだし》、腹痛、上気を治す」と記されているとおり、健康効果は絶大。古くから救荒作物として重宝がられてきました。

8種類の必須アミノ酸が含まれており、脂肪の増加を抑える作用があると言われています。ほかにも血管を強化し、脳卒中などを防ぐと言われるソバポリフェノール(ルチン)や、消化されやすいでんぷんを含有しています。しかも良質なタンパク質が、体脂肪の蓄積を抑えてくれます。

選び方 麺の色が黒いほどビタミン、ミネラルが豊富。小麦粉の配合が少ないものほど、薬効が高い。

ポイント ゆで汁には血管を強化するルチンが多く溶け出しているので、そば湯は捨てずにお茶代わりにするとよい。

民間療法

血行促進……血液サラサラ効果があるとされるルチンの効果で、ソバを毎日食べると血管が強化される。

下痢……ソバ粉を炒って水を加え、黒砂糖を加えて飲む。

打撲《だぼく》……ソバ粉に日本酒を混ぜて練り合わせ、患部に塗る。

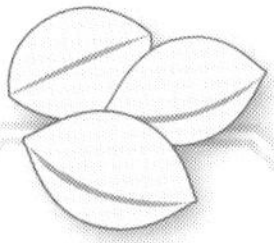

ギンナン

せきやたんをスッキリ解消

旬

9月～11月

効能

せき止め

去たん

頻尿改善

イチョウ科の落葉高木で、種子がギンナン。日本では、煮て食べると肺を温め、せきやたんを抑えるのに効くと知られていたので、結核の症状をやわらげるために利用されていました。せき止めや去たん作用のある漢方薬、「定喘湯《ていぜんとう》」の成分にも使われています。

また、ぼうこうの括約筋《かつやくきん》を強くする作用があり、夜尿症や頻尿を抑える効果も期待されます。

ただし、ほんの微量の青酸カリが含まれており、食べすぎると消化不良を起こす恐れがあるので、くれぐれも注意してください。

選び方　殻が白くて表面がなめらかでツヤがあるもの、大きいものを。振った時に、コロコロ音がするものは避けて。

調理法　殻ごと焼いて中身を出すか、殻を割ってからゆでる。ぬるま湯の中で優しくこすると薄皮が簡単にむける。

民間療法

せき、頻尿、気管支炎……焼いたギンナン5～10粒を毎日食べると、せきやたんが鎮まるとされる。尿意を抑える働きも高まる。

帯下《たいげ》(おりものが大量に出る)……ギンナン5～6個をよく炒って、粉末にして飲むと、婦人病の症状がやわらぐ。

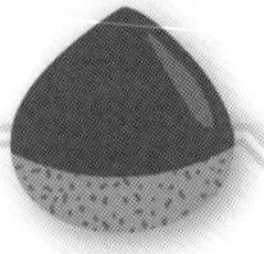

クリ

胃腸を温めて便秘を改善

旬

9月～10月

効能

健胃

血行促進

腎機能強化

便秘改善

大きく分けて日本グリ、中国グリ、西洋グリ、アメリカグリがあります。

漢方では間性食品ですが、胃腸を温め、腎機能を活性化させ、血行を促す効果があるとされています。主な成分はでんぷんですが、ビタミンA・B群、Cなどのビタミン類や、カルシウム、カリウム、鉄分などのミネラルをバランスよく、含んでいます。また、サツマイモと同じくらいの食物繊維を含有し、便秘の改善も期待できます。渋皮には抗酸化作用のあるタンニンが凝縮されており、ガンや老化の予防に役立つと言われています。

選び方　鮮度が高いのは、皮にツヤとハリがあるもの。実を押してみて、空洞がなさそうなものを選んで。

調理法　陽性体質の人はゆでるか、ケーキやぜんざいに入れて、陰性体質の人はクリご飯にするのがおすすめ。

民間療法

老化予防……皮をむいたクリと、十分に下処理をして刻んだ豚マメ(豚の腎臓)をコメと一緒に炊き、おかゆにして食べる。腎機能が高まり、脳の活性化を促すと言われている。

下痢……すりおろして粉にしたクリをよく煮てから、砂糖を少々加えて食べる。

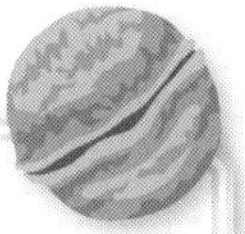

古代から重宝されてきた精力剤

クルミ

旬

9月～11月

効能

ボケ予防

健脳

強壮・強精

古代ギリシアやローマ時代には「クルミの実には催淫作用がある」と言われていたとおり、多量の脂肪、タンパク質、ビタミンEが含まれており、強壮・強精作用があるとされています。頭の形に似ていることからイギリスでは「頭の病気に効く」と言われ、脳の形に似ていることから中国では「頭がよくなる」と伝えられていました。これは、まさに「相似の理論」（P72参照）であり、ボケ予防や健脳の効果があると言えるでしょう。中国の薬学書『開《かい》宝《ほう》本《ほん》草《ぞう》』では、「元気をつけ、肌を潤し、髪を黒くする」とあります。

選び方　鮮度が落ちにくい皮付きのもの、虫食いや穴がなく、重量感のあるものを。殻の色が薄いほど鮮度が高い。

調理・保存法　脂質が多く酸化しやすいので、なるべく食べる直前に殻を割ること。保存は殻付きのままで。

民間療法

体力回復、精力増強……クルミを毎日5～6個食べる。タンパク質やビタミンE、不飽和脂肪酸などの豊富な栄養分をたっぷりとれる。

ストレス、精神不安……30g（約10個）のクルミをすって粉々にし、お湯に溶かす。これに砂糖少々を加えて飲むと気分が落ち着く。

ダイズ

女性の味方、イソフラボンが凝縮

旬

9月～11月

効　能

老化予防

乳ガン予防

子宮ガン予防

健脳

明治18年、ウィーン万博に日本がダイズを出品した時、ドイツの科学者から栄養の豊富さを絶賛され、「畑の肉」と称されました。実際、牛肉と同じアミノ酸を含み、脂質、血中コレステロールを低下させると言われるリノール酸、オレイン酸、ビタミンB_1・B_2・B_6・E・K、カルシウムや食物繊維など、さまざまな栄養成分が豊富です。

女性ホルモンと似た働きをするイソフラボンも多く含まれており、乳ガン、子宮ガンの予防、骨粗しょう症の予防・改善に効果的だと言われています。

選び方　形が整っていて粒がそろっているもの、表面に自然なツヤがあって、皮が破れていないものを。

調理法　生のダイズは消化されにくいので、ゆでるのがおすすめ。ニンジンやゴボウを加えた五目煮は栄養満点。

民間療法

生理不順……炒ったダイズを粉末にし、シソの葉の煎じ汁に入れて飲む。イソフラボンの効果で女性ホルモンの活性化が期待される。

疲労回復……たっぷりの水にダイズをひと晩漬けた後、やわらかくなるまで煮る。煮汁と一緒に食べると体力回復に。

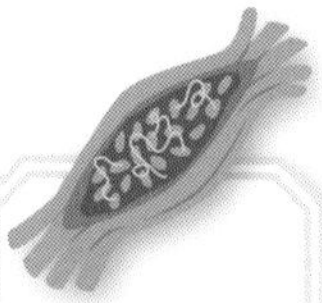

腸内の悪玉菌を退治！

納豆

旬

通年

効能

- 消化促進
- 整腸
- ガン予防
- 下痢改善

ダイズを発酵させて作られたもの。納豆の製造過程で、タンパク質をアミノ酸に分解するプロテアーゼ、でんぷんをブドウ糖にするアミラーゼ、脂肪を分解するリパーゼのほか、種々の消化酵素が生成されます。そのため、消化によく、まさに老人や病人の栄養食です。

納豆１パックには１０００億個の納豆菌があると言われています。これらの作用により、腸内の悪玉菌や病原菌は殺され、腸の中がキレイに整うので、下痢や便秘の改善が期待できます。また、含有成分のアルギニンは、強壮・強精作用を発揮します。

選び方　製造から２～３日経ったものが食べ頃。日付が経つと発酵しすぎてしまい、アンモニア臭を放つので注意。

調理法　納豆の薬効成分は熱に弱いので、生のまま食べて。ネギや青ノリと合わせると栄養バランスがとれる。

民間療法

下痢……ペースト状にした納豆を、みそ汁の中に入れて食べる。納豆菌による解毒作用と、腸や体を温めるみそが組み合わさって、下痢が治まると考えられる。

栄養補給……長ネギ、ダイコンおろし、青ノリ、シソなどの薬味をたくさん加えて食べる。または、うずらの卵を加えるのもおすすめ。

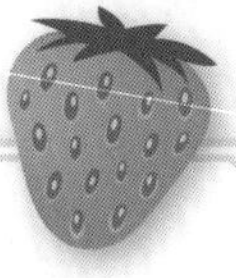

イチゴ

お肌ツルスベ作用に期待！

旬

4月～6月

効能

貧血改善

解熱

美肌作り

食欲増進

クエン酸、リンゴ酸などの有機酸と糖分が豊富なので、胃液の分泌を促進し、食欲を増進すると言われています。ビタミンCや鉄も多く含まれているので、美肌作用や、貧血の予防・改善効果があるとされています。血中コレステロールを下げる食物繊維、ペクチンの働きにより、動脈硬化や高血圧の予防・改善も期待できます。そのほか、解熱、利尿、去たんの効能もあるとされています。

食べる以外では、歯ブラシにイチゴを乗せて歯磨きすると、歯の汚れや歯槽《しそう》のうろうの予防に効果的だと考えられています。

選び方 色鮮やかで表面に光沢があるもの、形が整っているもの、ヘタの緑色が濃く、みずみずしいものを。

調理法 ヘタを取ってから洗うと、水っぽくなりビタミンCが流れてしまうので、洗ってから取ること。

民間療法

滋養強壮……イチゴ１kg（約70個）、氷砂糖１kgをホワイトリカー1.8ℓに入れて、３週間漬けると、イチゴ酒ができる。これを毎日寝る前に、おちょこ１～２杯飲む。

生理不順……イチゴの葉10gをコップ１杯の水で半量になるまで煎じて飲む。

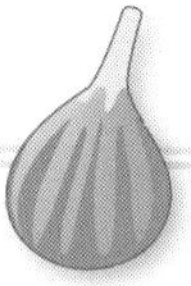

イチジク

胃腸の活性化に格好のフルーツ

旬

8月～10月

効　能

消化促進

整腸

降圧

痔の改善

クワ科の植物で、アラビア南部原産。中国では5痔(切れ痔、脱肛、内痔核、外痔核、痔ろう)を治す食物として有名。『本《ほん》草《ぞう》綱《こう》目《もく》』にも、「胃を開き、下痢を止め、痔やのどの痛みを治す」と記されています。実際に、イチジクに含まれる酵素類は、消化促進作用があり、ペクチンという食物繊維は腸の働きをよくするとされているので、胃腸が弱い人におすすめの食品です。

その他、クマリン類のベルガプテンやプソラレエンを含んでいるのが特徴的。プソラレエンは、血圧を下げると言われています。

選び方　皮の赤紫色が均一で、切り口が乾燥していないものを。頭部が軽く割れているものが、完熟で美味。

調理法　陰性体質の人はジャムやイチジク酒にするのがおすすめ。ジャムは、レモン汁を加えると色鮮やかになる。

民間療法

便秘、下痢……果肉を1日5～6個、よく噛んで食べる。

痔の腫れ、痛み……葉を煎じた液で、患部を洗う。

痔、腰痛、神経痛……生の枝葉を湯船に入れて、入浴する。

手足の荒れ……実をガーゼでつぶして絞り、その汁を毎日患部にすり込む。

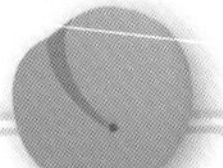

鉄分の量はフルーツナンバー1!

スモモ（プルーン、プラム）

旬

6月～8月

効能

貧血改善

便秘改善

疲労回復

中国原産のスモモのほかに、コーカサス南部地域原産の西洋スモモ、いわゆるプラムがあります。中国の漢方の聖典、『黄帝内径《こうていだいけい》』には、「肝を養う」とあり、同医学書『医林纂要《いりんさんよう》』にも「肝を養い、肝熱（肩こり、頭痛、めまい、耳鳴り、のぼせ、生理不順、生理痛など）を治し、瘀血《おけつ》（血行不順）を除く」の記述が。

フルーツの中では鉄の含有量が断トツで、貧血の予防・改善が期待できます。特にドライプルーンは鉄、ビタミンA、カルシウム、カリウムなどのビタミン、ミネラルが豊富な優れた健康食です。

選び方 色鮮やかでツヤがあり、表面に白い粉がふいているもの、かたすぎず弾力があるものがベター。

調理法 陽性体質の人は生で、陰性体質の人は紅茶煮にするのがおすすめ。皮ごと食べるとポリフェノールが多くとれる。

民間療法

二日酔い……スモモ２～３個を生で食べる。クエン酸、リンゴ酸などが肝臓の働きを促進し、利尿作用も促すので、症状が軽減される。

便秘……紅茶２杯にドライプルーンを２～４個入れてやわらかくし、適量の砂糖を加えて弱火で煮立てる。これを紅茶ごと食べる。

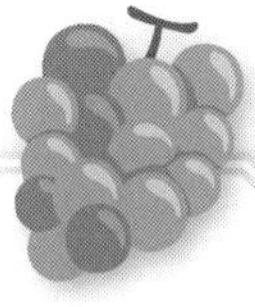

ブドウ

点滴の主成分で、パワー補給を

主な成分はブドウ糖と果糖。ブドウ糖は体内に注射されるとすぐにエネルギーに変わるので、点滴の成分としても利用されています。そのため、ブドウの薬効は「疲労回復」が主。鉄、カリウム、カルシウム、マグネシウム、ヨウ素などのミネラルや、B_1・B_2・B_3・C・Eなどのビタミンが豊富なので、病人の「栄養剤」として役立つと言われています。特に肥満、高血圧、心臓病、痛風、呼吸器病などに効くとされ、ヨーロッパの自然療法病院には、ブドウの収穫期にブドウだけを食す「ブドウ療法」が行われているところもあります。

旬

8月～10月

効能

疲労回復

ガン予防

利尿

選び方

新鮮なのは、色が濃く、ハリがあって粒がそろっているもの、軸が緑色で切り口が新しいもの。

調理法

陽性体質の人は生、または生ジュースにして、陰性体質の人はケーキや干しブドウにして食べて。

民間療法

疲労……ブドウ250g（約2/3房）をジューサーにかけ、ゆっくり飲む。

貧血……干しブドウを毎日10粒食べる。

食欲不振……ブドウ100g（約15粒）とニンジン1/2本、レモン1/2個をジューサーにかける。それにハチミツを加えて噛むようにして飲む。

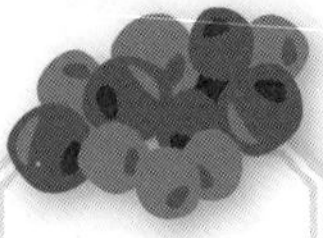

目のトラブルに効果的！

ブルーベリー

旬

6月～8月

効　能

目の疲れ改善

老眼予防

白内障予防

ガン予防

ネイティブアメリカンが食用にしていたものを米国北東部で改良して、作られました。アントシアニンというポリフェノールの一種には、網膜の視覚に関わる成分、ロドプシンを再合成させる働きがあり、網膜の血流を促進します。その結果、目の疲れ、老眼、白内障、視力低下を予防・改善すると言われています。第二次世界大戦中、ブルーベリージャムを常食していたパイロットの視力が向上したという逸話もあります。

また、皮に含まれるレスベラトロールによる、抗酸化作用も期待されます。

選び方

良質なのは、実が大きくて、粒がそろっているもの、皮の表面に白い粉がふいていて、ハリがあるもの。

保存法

傷みやすいので、生での保存は難しい。冷凍するか、ジャムにしたり、酒に漬けたりして保存を。

民間療法

視力回復、目の疲れ、老眼予防……乾燥させたブルーベリーを毎日20～30粒食べる。ポリフェノールがたっぷりとれて、眼病予防が期待できる。また、フルーツを太陽光で乾燥させると、太陽の光をたっぷり浴びて、陽性のエネルギーが強まる。

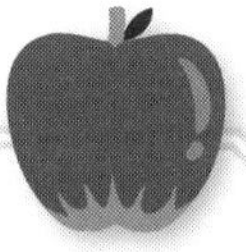

「医者を遠ざける」果実

リンゴ

（関連 P54）

旬

9月～12月

効能

高血圧予防
ガン予防
便秘改善
消炎

バラ科で、原産地はコーカサス。アラビア民謡では「万病の薬」と紹介され、イギリスには、「1日1個のリンゴは医者を遠ざける」ということわざがあります。ビタミンA・B群・C、糖類、酵素、有機酸、種々のミネラルのほか、便通をよくするペクチン、腸内の善玉菌をふやすオリゴ糖、活性酸素を減らすポリフェノールなどが豊富に含まれている健康食品。ガンや炎症、アレルギーなど、さまざまな病気の予防・改善に役立つとされています。消炎作用もあるので、気管支炎、肝炎、ぼうこう炎などの改善も期待されます。

選び方 かたくて指で弾くと澄んだ音のするもの、色が全体的に明るく、重みがあり、左右対称のものが良品。

調理法 ペクチンやポリフェノールなどの栄養素は皮の部分に凝縮されているので、皮をむかずに調理して。

民間療法

下痢……リンゴ１個を皮ごとすりおろして食べる。
便秘、高血圧……皮ごと毎日１～２個食べる。
肥満、生活習慣病……毎日、ニンジンリンゴジュースを朝食代わりに飲む。

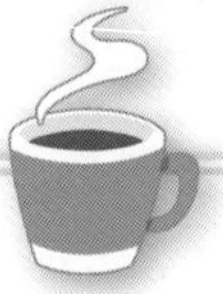

ココア

「セックス・ミネラル」が豊富

旬

通年

効能

- 体を温める
- 強壮・強精
- 整腸
- ガン予防

アオギリ科のセオブロマ・カカオという木の実、カカオ・ビーンズが原料。熱帯産ですが陽性食品で、体を温めるとされています。A・B群・Eなどのビタミン類、カルシウム、鉄、カリウム、マグネシウムなどのミネラルが豊富で、特に「セックス・ミネラル」と呼ばれる亜鉛を多く含有。強壮・強精作用のほか、整腸作用を促し、高脂血症、糖尿病、ガンの予防に役立つとされています。

また、活性酸素を取り除くカテキン類も豊富に含まれており、ガン、動脈硬化、老化などの予防も期待できる食品です。

選び方 砂糖や粉ミルクが交ざっていない、ココアパウダー100%のもの、アルカリ処理されていないものを。

調理法 熱湯を注ぐだけでなく、弱火で5分ほど加熱したほうが、香りが豊かになる。ただし、加熱しすぎに注意。

ちょこっとマメ知識

チョコは栄養満点の健康食

ココアを原料にしたチョコレートは、1875年、スイスで初めて作られました。チョコレートは、高タンパク、高脂質、高糖質、高カロリー、高ビタミン、高ミネラルと、栄養満点で非常食としても最適。疲れた時に食べれば、エネルギーが簡単に補給できます。

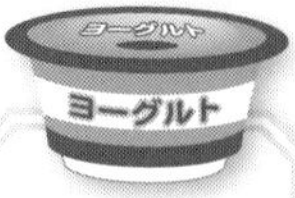

ヨーグルト

ビフィズス菌の増加で腸が整う

旬

通年

効能

便秘改善

下痢改善

ガン予防

降圧

牛乳を乳酸菌で発酵させて作られたもの。牛乳のタンパク質、ビタミンA・B_2、カルシウム、マンガンをそのまま含んでいる栄養食。そのうえ、乳酸菌によりタンパク質や脂質が分解されているので、消化吸収されやすいと言われています。

腸内のビフィズス菌をふやし、整腸作用や大腸ガンの予防をするほか、種々のガンの発生を抑えると考えられています。ほかにも豊富なマンガンがカルシウムの吸収を促すので、骨歯を強化し、骨粗しょう症の予防・改善にも役立つとされています。

調理法 糖分を加えすぎないよう注意。プレーンなものは料理にも使って。カレーに入れると、マイルドな味に。

保存法 10℃以下で保存を。発酵が進むと酸度が高くなり、酸っぱくなったり、水分（ホエー）が分離するので注意。

民間療法

花粉症の予防・改善……ヨーグルトを半カップに、抹茶とハチミツ各小さじ１を加えて常食する。乳酸菌とハチミツの整腸作用により、腸内のリンパ球が活性化して、免疫力が上がる。また、抹茶には抗アレルギー作用があるとされるカテキンが多く含まれている。

便秘……10℃以下に冷やして食べる。

コラム

[体を温める薬湯]

食物としての効能は、
お風呂に入れても効果を発揮します。
以下の食材・植物を使った薬湯を試してみましょう。

自然塩

〈効く症状〉
冷え性、
風邪

粗塩ひとつかみを湯船に入れる。

ショウガ

〈効く症状〉
冷え性、神経痛、
腰痛、不眠

1個をすりおろし、そのまま、またはガーゼに包んで湯船に。

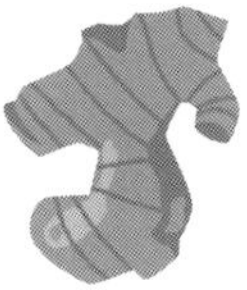

ショウブ

〈効く症状〉
食欲不振、疲労、
冷え性、皮膚病

根・茎・葉を洗い、湯船に入れる。

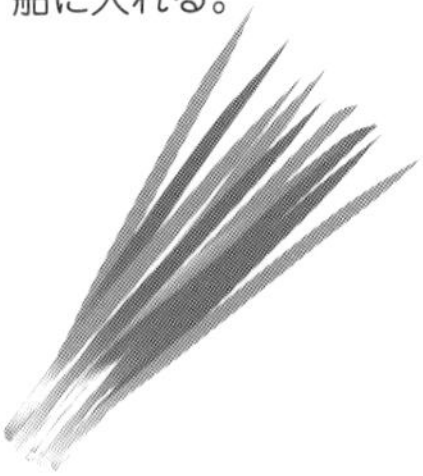

ユズ

〈効く症状〉
神経痛、リウマチ、
ひび、あかぎれ

タワシで洗ってから1個を半分に切って、湯船に入れる。

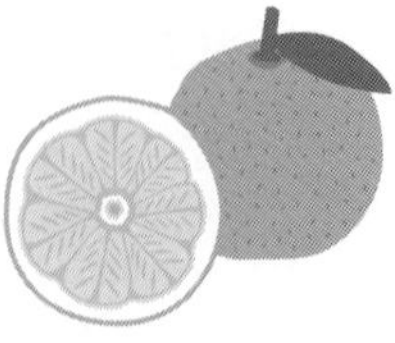

ヨモギ

〈効く症状〉
冷え性、月経過多、
子宮筋腫

生、または乾燥した葉を10枚、湯船に入れる。

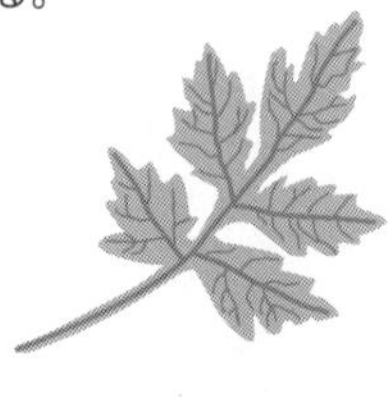

レモン

〈効く症状〉
肌荒れ、ストレス、
不眠

タワシで洗ってから1個を輪切りにして、湯船に入れる。

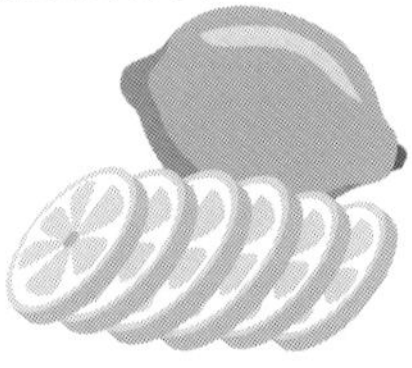

第5章

体を冷やす
陰性食品ガイド

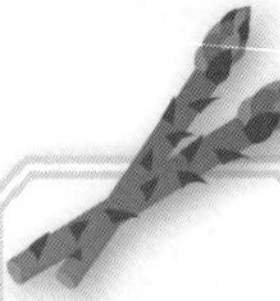

代謝をよくし、美肌を作る

アスパラガス

旬

4月〜6月

効能

美肌作り

強肝

強壮

疲労回復

グリーンアスパラガスは陰性、ホワイトアスパラガスは間性食品。漢方では、体のほてりを取り、水分代謝や胃の働きを促すと考えられています。肝機能をよくして、疲れを癒したり、のどをうるおす効果も期待されます。名前の由来となったアスパラギン酸が多く含まれ、疲労回復、滋養強壮、美肌作りにも効果的だとされています。

また、含有成分のβ-カロテンとビタミンCは、風邪予防や肌荒れの解消に、ビタミンB_1は疲労回復に、ビタミンB_2は口内炎の予防や眼病予防に役立つと言われています。

選び方

茎が太く、まっすぐでしっかりしているもの、緑色が鮮やかで、切り口が乾燥していないものが新鮮。

調理法

ゆでると水溶性ビタミンが溶け出すので、炒め物や揚げ物に。ビタミンCは熱に弱いので、さっと火を通す程度に。

民間療法

腎機能の強化、高血圧の予防……グリーンアスパラガス3〜4本を、1ℓの湯が半量になるまで煎じる。これを毎日コップ2杯ずつ飲むと、ぼうこうの働きが整ったり、腎機能が強化されたりすると考えられている。

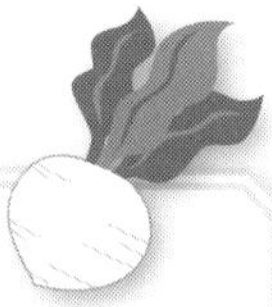

カブ

カルシウム量は野菜でナンバー1

地中海原産のアブラナ科の植物。春の七草の1つで、「すずな」とも呼ばれています。根には、炭水化物の消化を促す酵素、ジアスターゼとアミラーゼが含まれているので、食べすぎによる胃腸の不調をやわらげると考えられます。葉にはビタミン、ミネラルが多く含まれ、特にビタミンCはオレンジやトマトの3倍、カルシウムは全野菜の中でトップの含有量を誇っています。葉はゆでておひたしや浅漬けにしたり、みそ汁の具にするとよいでしょう。そのほか、種子をすりつぶして朝夕、顔につけると、美肌効果が期待できます。

旬
3月～5月
10月～12月

効能
消化促進
健胃・整腸
骨歯強化
美肌作り

選び方 良品なのは、葉の緑色が鮮やかでピンとしていてハリのあるもの、根に傷がなく、白く光沢のあるもの。

調理法 根は火を通すと煮崩れしやすく、消化酵素も壊れてしまうので、加熱は短時間を心がけて。

民間療法

胃腸の不調や痛み……根をすりおろして、大さじ２～３杯飲む。
しもやけ、ひび、あかぎれ……根をすりおろしてガーゼで包み、患部に当てる。
胃酸過多……ニンジン１本、リンゴ１個、カブの葉50g（約1/2個分）をジューサーにかけて飲む。

陽性食品
間性食品
陰性食品

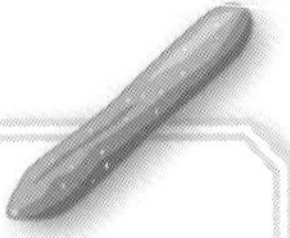

夏の不調解消にもってこい

キュウリ

旬

5月～8月

効能

- 利尿
- むくみ改善
- 夏バテ改善
- 脱毛予防

ウリ科の一年生つる植物で、インド、ヒマラヤ山麓原産。スイカやキュウリなどのウリ科の植物には、利尿作用があるとされるカリウムやイソクエルシトリンが多く含まれているので、利尿が必要な高血圧、心臓病、腎臓病、肥満症などを予防・改善すると言われています。南方産なので、漢方では体を冷やす作用があり、ほてりや暑気あたり、日焼け、やけどに効果的だとされています。ビタミンCやカリウム以外の栄養効果はあまり期待できませんが、含有成分のケイ素は皮膚や毛髪の健康に欠かせません。

選び方 濃い緑色で、ハリとツヤのあるもの、トゲが尖っているものほど新鮮。少しくらい曲がっていても問題ない。

調理法 生で食べる時は、洗ってから塩を振り、まな板の上で転がすと、トゲが取れて色の鮮やかさが増す。

民間療法

二日酔い……キュウリの絞り汁をコップ半杯～1杯飲む。
やけど、打ち身……すりおろしたキュウリに小麦粉を加えて練り、ガーゼか布に置いて、患部に湿布する。

陽性食品 間性食品 陰性食品

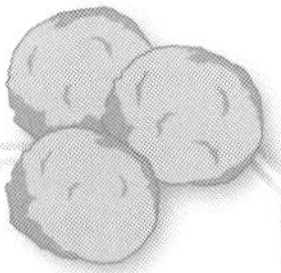

ジャガイモ

細胞を新しくする格好の美容食

旬
3月～5月
11月、12月

効能
美肌作り
胃潰瘍予防
利尿
強壮

ナス科の多年生草本で、南米のアンデス原産。ビタミンB群やC、パントテン酸、カリウム、イオウ、リン、塩素などのビタミンやミネラルがバランスよく含まれています。中でもビタミンCは解毒作用や細胞の再生機能を促進する作用を発揮し、イオウ、リン、塩素には皮膚や粘膜の殺菌・浄化作用があるとされています。そのため、ジャガイモは美容食、抗潰瘍食として最適。

漢方でも、胃腸を強くし、排尿を促したり、気力・体力を増進したりするものと考えられています。

選び方 ふっくらと丸みがあり、かたくて重みのあるもの、凹凸が少なく、シワや傷のないものが良質。

保存法 通気性のよいところで。リンゴと一緒に保存すると、リンゴから発生するエチレンの働きで発芽を抑えられる。

民間療法

胃潰瘍……ジャガイモを1cmの厚さに切り、網で真っ黒になるまで焼いて、1日2～3枚食べる。(焦げは問題ありません)

やけど……ジャガイモの絞り汁を患部に塗る。

痛風……ニンジン1本、リンゴ1個、ジャガイモ50g(約1/2個)、セロリ35g(約1/6本)をジューサーにかけ、飲む。

セロリ

滋養強壮作用が強い「薬草」

旬

11月～5月

効能

- 強壮・強精
- 貧血予防
- 肝臓病予防
- 美肌作り

古代ギリシアでは利尿剤、解熱剤、胃薬、催淫剤として利用されていました。医聖ヒポクラテスは、「神経が疲れたらセロリを薬とせよ」と言いましたが、確かに香り成分のアピインには神経を鎮める働きがあるとされています。また、強壮・強精作用が強く、フランスには「男へのセロリの効き目を知れば、女たちはセロリを探してローマまでも行くだろう」「セロリの効き目を一度知ると、男たちは庭いっぱいにセロリを植えるだろう」という俗言もあるほど。マグネシウムや鉄が豊富で、貧血予防や美肌作用なども期待できます。

選び方 葉が元気で青々としているもの、茎がしなびておらず、肉厚なものがベスト。白い部分が多いほど甘味がある。

保存法 葉と茎に分け、ビニール袋に入れて保存を。茎は立てたまま冷蔵庫に収納すると、長持ちする。

民間療法

血栓予防、肝臓病予防……ニンジン２本、リンゴ１個、セロリ100g（約1/2本）の生ジュースを毎日朝食代わりに飲む。

冷え性、痛み、こり……刻んだ葉を直接、または布袋に詰めて湯船に入れ、入浴する。

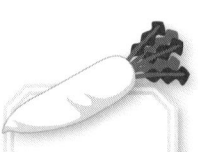

「胃の救世主」となる春の七草

ダイコン

旬

11月～3月

効能

消化促進

食中毒改善

二日酔い改善

ガン予防

春の七草の1つ、「スズシロ」のこと。『本朝《ほんちょう》食鑑《しょっかん》』には「大根には能《よ》く穀を消し(消化し)、たんを除き、吐血、鼻血を止め、めん類の毒を制し、魚肉の毒、酒毒、豆腐の毒を解する」とあります。

科学的にも、でんぷんを分解する酵素、ジアスターゼやタンパク分解酵素のステアーゼを始め、種々の酵素を含有しているので、胃の働きをよくし、食中毒や二日酔いにも効果的とされています。辛味成分のイソ硫化シアンアリルは、胃液の分泌を促し、消化を助けて便通をよくします。

選び方　なるべく葉がついたものを。白くてツヤとハリがあり、ヒゲ根の穴が浅いもの、切り口に空洞がないものが良品。

調理法　葉に近い部分はサラダに、中央部分は煮物に、辛味が強い先の部分は炒め物やダイコンおろしにするのがベター。

民間療法

鼻血……ダイコンのおろし汁を脱脂綿につけて、鼻の中に塗る。

せき、たん、声がれ……おろし汁50mℓにハチミツや黒砂糖を加えて飲む。

冷え性、婦人病、貧血……乾燥させたダイコンの葉を湯船に入れて、入浴する。

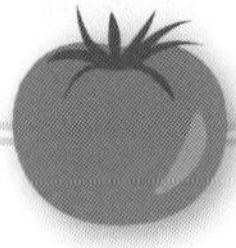

トマト

豊富な有機酸が消化を促進

旬

6月～8月

効能

消化促進

高血圧予防

脳出血予防

免疫力強化

「トマトが赤くなると医者が青くなる」と言われるほど、種々の薬効があります。

血液を浄化し、脂肪の消化を促すと漢方で考えられているとおり、クエン酸、リンゴ酸、酒石酸などの有機酸が胃液の分泌をよくしたり、消化を促進すると言われています。含有成分のナトリウムやカルシウム、マグネシウム、カリウムなどのアルカリ性ミネラルによって、酸血症が中和されると考えられています。また、血管強化・拡張作用のあるビタミンCやルチンの効果で、高血圧や眼底出血の予防・改善が期待されます。

選び方 実にハリとツヤがあって、かたくしまっているもの、ヘタが緑色でずっしりと重量感のあるものを。

調理法 栄養成分のリコピンやビタミンAは、加熱しても壊れにくいので、煮込み料理にも向いている。

民間療法

歯茎の出血、高血圧……トマト１～２個を毎日食べる。

口内炎……トマトジュースを口に含み、うがいを繰り返す。

胃潰瘍……トマトと、同量のキャベツ(またはジャガイモ)をジュースにする。これを噛むように１～２杯飲む。

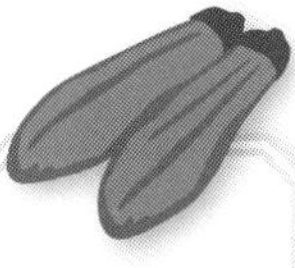

ナス

痛みや腫れを解消する湿布薬

旬

6月～10月

効能

- 痛み・腫れ改善
- 虫歯予防
- 動脈硬化予防
- 高血圧予防

インド原産。「秋ナスは嫁に食わすな」という言葉がありますが、これは「ナスを涼しい秋に食べると、体が冷えて流産する恐れがある」と解釈できそうです。

ナスの体を冷やす作用は、打ち身やねんざ、やけどの患部に、湿布として使用すると効果的だとされています。『本朝食鑑《ほんちょうしょっかん》』にも「ナスは血を散じ、痛みを止め、腫れを消し、腸を寛《くつろ》げる」と書かれています。ただ、冷え性の人は、体を冷やさないように、陽性食品の塩やみそと合わせて食べるとよいでしょう。血管をしなやかにするビタミンCやPも豊富。

選び方 ヘタが黒く、トゲが元気に尖っているもの、皮の色が濃くツヤにムラがないものほどみずみずしい証拠。

調理法 大きめのナスは煮物、小さめのナスは漬け物、長ナスは焼きナス、米ナスは炒め物や揚げ物、丸ナスは田楽向き。

民間療法

乳腺症……ナスをアルミホイルに入れて黒くなるまで焼き、梅干しと一緒に練る。これをガーゼにつけて、湿布する。

虫歯、歯槽《しそう》のうろう……ヘタや茎を黒焼きし、その粉を歯磨き粉として使う。

イボ……ヘタの汁液を患部にこすりつける。

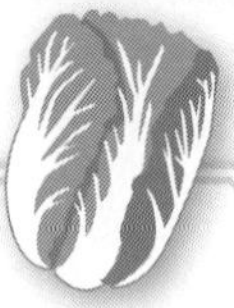

ハクサイ

腸を整える「中国のキャベツ」

旬

11月～2月

効能

整腸

便秘改善

アブラナ科の越年生草本で、中国の華北から東北部が原産。キャベツに匹敵するほどの栄養素があることから、英語では「Chinese Cabbage（中国のキャベツ）」と呼ばれます。特にビタミンCの含有量が多く、冬場のビタミンC補給に最適。傷の治癒を促進し、強精作用があるとされる亜鉛や、発ガン性物質を排泄すると言われるモリブデンのほか、鉄やカルシウムを多く含みます。中国の『名《めい》医《い》別《べつ》録《ろく》』に、「腸胃を通利し、胸中の煩を除き、酒渇（飲酒後の口渇）を解す」とあるとおり、胃腸を整え、便通をよくするとされています。

選び方　外葉が大きく、緑色でしっかり巻いてあるものが良質。カットして売られている場合は、葉が密なものを。

調理法　ビタミンCやカリウムは水に溶けやすいので、汁も一緒に取り入れられる鍋やスープがおすすめ。

民間療法

やけど……生汁を患部に塗る。

二日酔い、口がかわく……コップ１杯の生ジュースをよく噛むようにして飲む。

便秘・頻尿・胸やけ……ハクサイをみそ汁に入れて、よく煮て食べる。

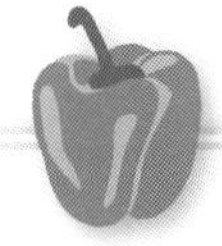

ピーマン

脳出血を予防する「甘トウガラシ」

旬

6月～9月

効　能

夏バテ予防

血管強化

発毛促進

ガン予防

英語では「Green Pepper（緑のトウガラシ）」「Sweet Pepper（甘トウガラシ）」と言われるとおり、トウガラシの一種です。β－カロテン、B_1、B_2、Cなどのビタミン類が豊富で、夏バテ予防に最適。毛細血管を強化するビタミンPも多く含まれているので、脳内出血や潰瘍・傷などの予防・治療にも役立つとされています。また、通常ビタミンCは熱に弱いのですが、ピーマンのビタミンCは熱に強いという特徴があります。

また、爪や毛髪の生成を促すケイ素も多く含まれています。

選び方　ハリとツヤがあり、色が濃く、肉厚のものが良品。鮮度が高いのは、ヘタの切り口がみずみずしいもの。

保存法　水気を拭き取り、ビニール袋に入れて冷蔵庫へ。種を取り除き、かためにゆでて冷凍してもOK。

民間療法

しみ、そばかす……肉や魚、ダイズなど、タンパク質の多い食品と合わせて食べる。

抜け毛・爪の発育不良……ニンジンリンゴジュースに、ピーマン２個を加えたものを毎日飲む。ケイ素が毛や爪の発育を助ける。

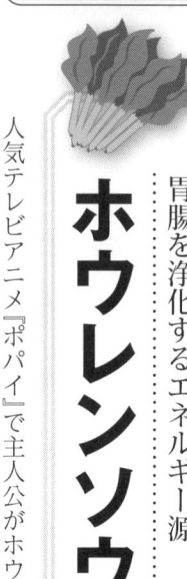

胃腸を浄化するエネルギー源

ホウレンソウ

旬

11月～3月

効能

栄養補給

胃腸病予防

痛風予防

内分泌の病気予防

人気テレビアニメ『ポパイ』で主人公がホウレンソウを食べてパワーアップしていたとおり、非常に栄養価の高い超健康食です。β－カロテン、B群、C、E、葉酸（悪性貧血に効く）、K（止血作用）などのビタミン類、鉄、マンガン（造血に必須）、亜鉛（強精、新陳代謝に不可欠）、リン、マグネシウム、ヨード、カルシウム、ナトリウム、カリウムなどのミネラルが豊富に含まれています。

　その効能は、胃腸を浄化、清掃し、それを再生したり、内分泌全体のバランスを整え、尿酸を排泄したりすると言われています。

選び方　葉が鮮やかな緑色でピンと張っていて、みずみずしいもの、葉が下のほうから生えているものを。

調理法　根元の赤色の部分には、骨を作るマンガンが多く含まれており、甘味もあるので捨てずに利用して。

民間療法

便秘……リンゴ１個とホウレンソウ200g（約2/3束）の生ジュースを毎日、朝と夕方に飲む。

のぼせ、頭痛、めまい……ホウレンソウをさっと湯通ししてアクを取り、ゴマ油で炒めて、毎日食べる。

貧血予防……レバーと一緒に食べる。

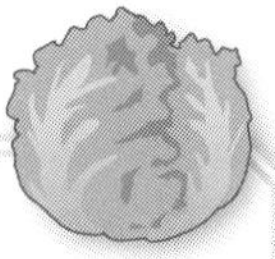

レタス

心を落ち着かせる「癒し系食品」

旬

4月～9月

効能

鎮静

健脳

母乳分泌促進

ビタミンA・B_1・B_2・C、カリウム、ナトリウム、カルシウム、リン、マグネシウム、鉄が豊富。『本《ほん》草《ぞう》綱《こう》目《もく》』には、「筋骨を補い、五臓の働きをよくし、気のふさがりを開き、経脈を通じ、歯を白くし、耳や目をさとくす。熱毒や酒毒を解き、頻尿、口渇を治し、腸の働きをよくする」とあります。

科学的にも、多く含まれるマグネシウムが筋肉組織や脳・神経組織の新陳代謝を活性化すると言われています。体を冷やす作用の強い食品なので、冷え性の人は生で食べるのは控えたほうがよいでしょう。

選び方　葉の巻きがゆるく、軽いもののほうが甘味がある。葉にハリがあって、切り口が白くみずみずしいものを。

調理・保存法　油とともに調理すると、カルシウムが効率よくとれます。切り口に湿らせたキッチンペーパーを当てて保存を。

民間療法

母乳の分泌不良……レタスの葉を手でひと口大のサイズにちぎり、みそ汁にたっぷり入れて食べる。

口内炎、歯肉炎、咽頭炎……アルミホイルで包み、黒焼きにしたものを患部に塗る。

イライラ……ニンジン1本、リンゴ1個、レタス100gをジューサーにかけ、飲む。

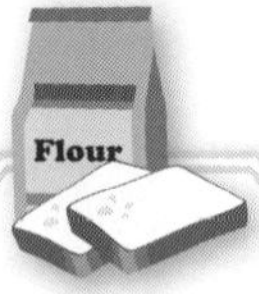

多くの国で食されてきた主食
コムギ&パン

旬
5月～7月

効能
カロリー源

イネ科。コムギは稲と並ぶ人類の二大食用植物で、世界の半分以上の国で主食にされています。精白したコムギは、コメと比べるとタンパク価が少なく、ビタミンもミネラルもあまりありません。しかし、精白前の胚芽にはB_1・B_2・Eなどのビタミンのほか、鉄、亜鉛、銅、マグネシウムなどのミネラル、食物繊維が凝縮されているので、食べるなら全粒粉のパン(黒パン)がおすすめです。

陰性食品なので、牛乳や生野菜などと一緒に食べると体温を下げる原因となります。陽性食品の肉などと合わせて食べましょう。

選び方 フランスパンは見た目より軽いものを。食パンは上部の角が丸いほど、上手に生地が膨らんだ証拠。

保存法 ラップで包み、ジッパー付きの袋に入れて空気を抜いて冷凍庫に。冷蔵は常温よりも劣化しやすいので避けて。

民間療法

抜け毛予防……白パンは陰性食品だが、全粒粉のパンは間性食品で、抜け毛予防に効果的とされる。
疲労、倦怠感……ライ麦から作られる黒パンを食べる。胚乳や表皮、胚芽に豊富なミネラルが含まれており、夏バテ解消も期待できる。

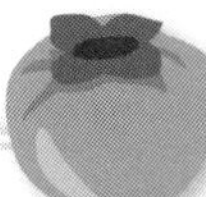

高血圧や脳卒中の改善に

カキ（柿）

旬
9月～11月

効能
- 高血圧予防
- 脳卒中予防
- 二日酔いの改善
- 利尿

栄養価が高く、果肉には糖分、タンニン、ペクチン、ビタミンA・C（リンゴの約500倍）など、種々の酵素が含まれています。また、血管をしなやかにするタンニンの効果で、高血圧や脳卒中の予防・改善によいと言われています。

しかし、「体を冷やす作用」が強いので、リウマチ、神経痛など冷えからくる病には禁物。干し柿は冷やす作用がなく、漢方では「体力を補い、胃腸を丈夫にし、せきやたんを癒し、喀《かっ》血《けつ》を止め、二日酔いに効く」と考えられているので、冷え性の人は干し柿を。

選び方 ヘタが生き生きとした緑色で、果実との間に隙間がないもの、全体的に色付きがよいものが良質。

調理法 熟しすぎた場合は、冷凍するとシャーベットのようになり、おいしく食べられる。干し柿は和え物や揚げ物にしても。

民間療法

しゃっくり……10個分のヘタを、180㎖の水で半量になるまで煎じて飲む。

せき、たん……干し柿を毎日２～３個食べると、白い粉が粘膜をうるおし、症状をやわらげる。

二日酔い予防……飲む前に、１～２個食べておく。豊富に含まれるカリウムが利尿を促す。

高血圧……若葉で作ったお茶を１日数回飲む。

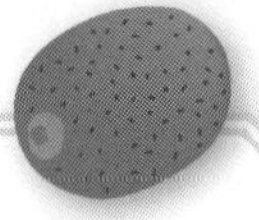

キウイ

ビタミンCの格好の補給源！

旬

11月～3月

効能

便秘改善

消化促進

美肌作り

ガン予防

マタタビ科の落葉つる性小木。美肌作用が期待できるビタミンCは、キウイ1個（約140g）につき114mgも含まれています。つまり、1つ食べればビタミンCの1日必要量を摂取することができます。また、食物繊維のペクチンは、便通をよくし、高脂血や高血糖を防ぐとされています。造血に必要な銅も豊富です。

口にした時、舌がチリッとする感覚は、タンパク分解酵素のアクチニジンによるもの。この働きにより、特に肉食をした後に食べると胃もたれを予防できると言われています。

選び方
産毛が明るい薄茶色で、キレイに生えそろっているものが良品。軽く弾力が出てきたら食べ頃。

調理・保存法
リンゴと一緒にポリ袋に入れると、熟成が早まる。カットは、甘味が均一になる「くし形切り」に。

民間療法

しみ、そばかす……キウイ１個、キャベツ50g（約１枚）、リンゴ１個をジューサーにかけ、毎日飲む。

胃もたれ……食後に１個食べると、酵素の作用で胃もたれを防げると言われている。特に、肉を食べた後は効果がより期待できる。

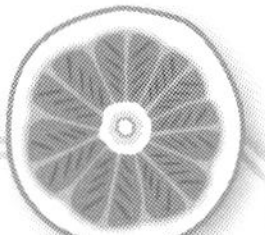

爽やかな酸味成分が胃腸を強化

グレープフルーツ

旬

4月～6月

効能

食欲増進

血管病予防

ガン予防

美肌作り

栄養成分はほかの柑橘類と似ていますが、ビタミンCは約40㎎（100g中）で、レモン、オレンジに次いで多く、脳卒中や脳血管障害、心臓病などに効果的だとされています。酸味のもととなるクエン酸は、胃液の分泌を促すので、食欲を増進したり、胃腸を強化したりすると言われています。

白肉種（ホワイト）と赤肉種（ルビー）がありますが、ルビーのほうがβ－カロテンが豊富です。これは万病のもととされる活性酸素を除去すると考えられているので、病気の予防にはルビーのほうがおすすめです。

選び方　形が整っていて、ずっしりと重量感のあるもの、皮にハリとツヤがあるものがジューシー。

ポイント　冷やしすぎると酸味が強まって食べにくくなるので、食べる少し前に冷蔵庫から出して常温にしておくとよい。

民間療法

二日酔い、タバコの吸いすぎ……生ジュースをコップ１～２杯飲む。含有成分のビタミンCが、ニコチンの解毒と肝機能を強化するとされる。

イライラ、不眠……コップ半杯の生ジュースに、ハチミツを適量加え、お湯を注いで１杯にしてから飲む。

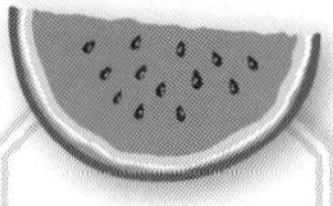

スイカ

豊富な水分で暑気払いに最適

旬

7月～8月

効能

利尿

むくみ改善

心臓病予防

腎臓病予防

ウリ科の植物で、アフリカ・カラハリ砂漠原産。日本に伝わったのは1640年頃のようです。『大和《やまと》本草《ほんぞう》』には、「残暑いまだ退かざる時に、このもの盛んに出ず。世人これを食ひて暑を消す」とあり、当初から暑気払いに食されていたと考えられます。

尿を作るシトリンというアミノ酸や、カリウムが含まれており、その利尿作用によって、むくみや高血圧、心臓病などに効果的だと言われています。冷やす作用も強いので、利尿と解熱が必要な、ぼうこう炎の改善に特に向いています。

選び方 軽く叩いた時、ボコッと鈍い音のするものは熟れすぎ。カットされたものは皮と果肉の境目がくっきりしたものを。

調理法 冷やすと甘味が増しますが、陰性体質の人は体が冷えやすいので、「スイカ糖」(P69参照)にして食べるのがおすすめ。

民間療法

むくみ、高血圧、腎臓病予防……スイカ２～３個の果肉をガーゼで絞り、鍋に入れてドロドロになるまで5～6時間、煮詰める(P69「スイカ糖」参照)。これをお湯で割り、１日コップ１～２杯飲む。

尿路結石……スイカ糖、またはスイカの汁にお湯を加えて、１日２～３杯飲む。

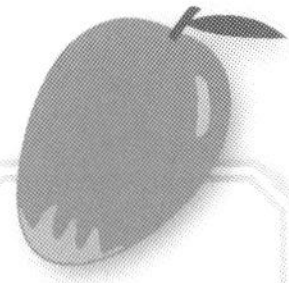

アンチエイジング効果に期待

マンゴー

旬

6月～8月

効能

免疫力強化

風邪予防

美肌作り

老化予防

ウルシ科。インドからインドシナ半島原産。日本に伝わったのは明治時代ですが、インドでは4千年も前から栽培されてきたトロピカルフルーツ。漢方では、発汗作用や下痢止めの作用があると言われています。

豊富に含まれているβ－カロテンは、強い抗酸化作用があり、アンチエイジングに役立つとされています。さらに細胞の再生を促すビタミンCの効果も加わって、風邪予防や美肌作り、老化予防が期待できます。また含有成分の葉酸は貧血を予防し、カリウムは血圧を下げると考えられています。

選び方

皮の色が濃く、表面がなめらかなものを。皮に黒い斑点やシワがあるものは、鮮度が低い。

保存法

冷蔵庫に入れると、低温障害を起こして傷むのでNG。追熟を抑えるには、8℃くらいの冷暗所で保管を。

民間療法

むくみ……マンゴーの皮と種を煎じて飲むと、余分な水分が排出される。

湿疹……皮を煎じて毎日3回、患部に貼付ける。

消化促進……肉料理のデザートとして食べる。ただし、陰性体質の人は生で食べると体が冷えるので、煮詰めてジャムにしたり、ドライフルーツとして食べるのがよい。

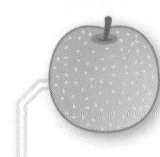

ナシ

風邪などの症状に効く「百果の宗」

旬

9月～11月

効　能

- のどの痛み改善
- むくみ改善
- 疲労回復
- 食欲増進

日本、中国、欧州原産。中国の古書には「ナシは大小便を利し、熱を去り、渇を止め、痰《たん》を開き、酒毒を解す」と書かれており、「百果の宗(果物の王様)」とも呼ばれています。また、『本草綱目《ほんぞうこうもく》』には「梨は利で、その性は冷利なり」とありますが、これは「ナシには体を冷やす働きがあり、種々の発熱性疾患に対して、解熱を促してくれる」という意味。

栄養素は、果糖、リンゴ酸・クエン酸などの有機酸、ビタミン・ミネラルなどがバランスよく含まれており、食欲増進や疲労回復作用があると言われています。

選び方　形が整っていて重みがあり、皮にツヤがあるものを。皮のザラザラした感じや茶色い斑点がないものが食べ頃。

調理法　変色しやすいので、皮むきは食べる直前に。種の周りは酸味が強いので、大きめに取り除いて。

民間療法

二日酔い……レンコンとナシを同量ずつジューサーにかけ、生ジュースを作る。これをゆっくり噛みながら飲む。
発熱……ナシ１個をうす切りにし、コップ２杯の冷水に半日漬けて、飲む。
声がれ……ナシ１個の生ジュースを作り、それでうがいをする。

疲れを癒す保養食

パイナップル

旬

5月～8月

効能

疲労回復

食欲増進

消化促進

去たん

糖分(ショ糖)が約10%と多く、ビタミンB_1・B_2・Cが豊富なので、新陳代謝が促され、疲労回復に効果的だと言われています。クエン酸、マロン酸などの有機酸は胃液の分泌を促すので、食欲増進作用が期待できます。また、タンパク分解酵素のブロメリンは、肺や気管支のたんを分解する作用のほか、肉をややわらかくし、消化を助けるので、肉料理との相性がよいとされます。

しかし、60℃以上の熱が加わるとパイナップルの酵素作用はなくなるので、缶詰にされたものには、薬効はありません。

選び方 全体的に丸みがあり、お尻が膨らんでいるもののほうが果汁が豊富。見た目より重みのあるものを。

保存法 甘味はお尻のほうにたまるので、葉を下にして置くと、甘味が均等に行き渡る。切ったら冷蔵庫か冷凍庫へ。

ちょこっとマメ知識

大きな「松ぼっくり」!?

パイナップルの語源は「pine(松)」と「apple(リンゴ)」。見た目が「松ぼっくり」に似ていることから、こう名付けられました。16世紀初頭にポルトガル人がブラジルからヨーロッパのセントヘレナ島に持ち帰ったことから全世界に広まったトロピカルフルーツです。

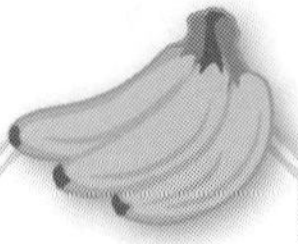

バナナ

パワー補給に向いた「楽園の実」

旬

通年

効能

栄養補給

免疫力強化

高血圧予防

学名は「Musa Paradisiaca（楽園の実）」と言いますが、これはヘビがイブを誘惑した時にバナナの陰に隠れていたという伝説に由来しています。

炭水化物が約30％も占めており、熟すにつれ果糖、ブドウ糖、ショ糖が多くなり、甘味が増します。2本でご飯1杯分のカロリーがあるうえ、消化がいいので、病人や子供の栄養食、運動時の補給食として最適。ビタミンB_1・B_2・C、カルシウム、カリウムが含まれており、特にカリウムは塩分・水分の排泄を促すため、降圧作用が期待できます。

選び方 良品なのは、付け根がしっかりしていて、全体的に色付きがよいもの。茶色の斑点が出てきたら食べ頃です。

調理法 陰性体質の人は、陽性食品のハチミツをかけて赤ワインに浸したり、焼き菓子にするのがおすすめ。

民間療法

せき……バナナと氷砂糖を一緒に煮て食べると、のどがなめらかになると言われている。

美肌作り……バナナをすりつぶし、オリーブオイル少量を加えてよく混ぜ、顔に塗る。20分経ってから洗い流すと、肌がしっとりしてきめが整う。

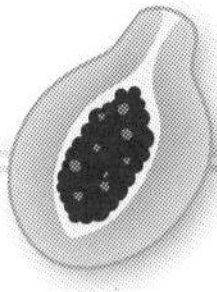

ガン予防で注目されている果実

パパイヤ

旬

6月～8月

効　能

ガン予防

消化促進

沖縄では「モッカ（木瓜）」とも呼ばれています。ビタミンAとCが大量にあり、タンパク分解酵素のパパインやカルパインも豊富です。米国科学アカデミーは、１９８２年に「ビタミンA・C・Eはガン予防作用が高い」と発表しましたが、その後、カルパインにも同様の効果があることがわかりました。よって、パパイヤはガン予防効果の高い食品と言えるでしょう。

この果汁に肉を2～3時間つけると、肉がやわらかくなり、消化しやすくなります。肉好きの人のデザートとしても最適。

選び方　小ぶりで細長いものを。熟すにつれ、皮が青色から黄色、オレンジ色へと変化していきます。黄色が食べ頃。

調理法　パパインは熟していくほど減少していくので、やや未熟なものを肉や魚料理の付け合わせにするのもよい。

民間療法

やけど、皮膚トラブル、美肌作り……熟していないパパイヤの果汁を絞って、患部や顔に塗ると、症状がやわらいだり、肌がしっとりしたりすると考えられている。

栄養補給……タバコを吸う人はビタミンCが不足しがちなので、熟したパパイヤを毎日１個ずつ食べると、ビタミンCを補える。

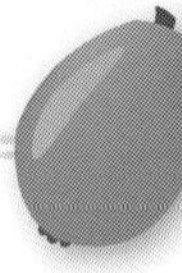

ビワ

葉や種子にも強い薬効がある

旬

5月～6月

効　能

健胃

整腸

去たん

せき止め

バラ科で、中国原産。免疫力を上げるとされるカロテンが豊富に含まれ、葉には水分を調節すると言われるサポニン、下痢止め効果があるとされるタンニン、疲労回復に役立つビタミンB1が含まれています。そのため、ビワの煎じ汁には、健胃、整腸、去たん、暑気払いの作用があると考えられています。

種子にはアミグダリン（ビタミンB17）が凝縮されており、せき止めや抗ガン作用が期待できます。葉にもアミグダリンがあるので、ビワの葉温灸はガンに効果的だと考えられています。

選び方　ヘタがしっかりついていて、全体に産毛があるもの、ふっくらしていて皮にツヤとハリのあるものを。

調理法　冷やしすぎると風味が落ちるので注意。陽性体質の人はそのまま、陰性体質の人は加熱・加工して食べて。

民間療法

口のかわき……生の実を２～３個食べる。

あせも、吹き出物……30gの乾燥したビワ葉を布袋に詰めて、湯船に入れ、入浴する。

強壮・強精……ビワの実１kg（約30個）と氷砂糖200gとホワイトリカー1.8ℓを広口ビンに入れて、６ヵ月冷暗所で保存する。毎日30～50mℓ飲む。

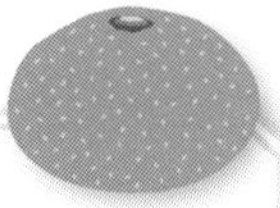

ミカン

袋ごと食べて便秘を改善

旬

10月～1月

効能

食欲増進

便秘改善

血管強化

ビタミンCが豊富で、ミカン2つ食べると、ビタミンCの1日の必要量を摂取できます。ほかにもA・Eなどのビタミン、カリウム、カルシウム、リンなどのミネラルやクエン酸、芳香性精油などが含まれています。これらの働きによって胃液の分泌が促され、食欲が増進すると言われています。ビタミンPとCの組み合わせで、血管の老化・出血予防も期待できます。袋に多く含まれているペクチンという食物繊維は、便通をよくしたり、血中コレステロールを下げるとされているので、袋ごと食べるとよいでしょう。

選び方

皮の色が濃く、つぶつぶがはっきりしていて重みのあるものを。皮が浮いているものは鮮度が低い。

調理法

陰性体質の人は、温めたくず湯に果汁、おろしショウガ、砂糖を加えて飲むと体が芯から温まる。

民間療法

風邪……ミカンを丸ごと焼き網に乗せて、黒くなるまで焼き、それを絞って熱い果汁をそのまま飲むか、ショウガ汁を10～20滴加えて飲む。

ひび、しもやけ……患部に果汁を塗って、マッサージする。

冷え性……ミカンの皮5個分を布袋に詰めて、湯船に入れて、入浴する。

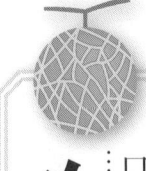

メロン

口内をうるおす夏の果実

ウリ科。インド原産。エジプトやギリシアでは有史以前から栽培されていました。主にショ糖、ブドウ糖、果糖などの糖質から成り、ビタミンB_1、B_2、C、β-カロテン、カリウムなどが含まれています。これらの働きにより、暑気払いや夏バテの解消が期待できます。体を冷やす作用があるので、冷え性の人は食べすぎに注意したいところですが、発熱や口のかわきには効果的だと考えられます。

また、スイカと同じく、利尿作用を発揮するので、むくみや高血圧、腎臓病などに有効だとされています。

旬

5月～8月

効能

むくみ改善

腎臓病予防

解熱

夏バテ解消

選び方

皮の黄緑色が均一でハリがあり、重量感のあるものを。お尻が少しやわらかくなってきたら食べ頃。

調理法

体を冷やすので、陰性体質の人は、陽性の生ハムと合わせた“生ハムメロン”にして食べるのもおすすめ。

民間療法

暑気あたり、夏バテ、むくみ……暑い時に、食後のデザートとして食べると、体を冷やしてくれる。また、利尿作用を促すとされる。

口臭……種を洗い、乾燥させてすりつぶす。これをハチミツと練り合わせ、毎朝少しずつ食す。メロンの種に含まれるポリフェノールの抗酸化作用と、ハチミツの殺菌作用により、口臭が防げる。

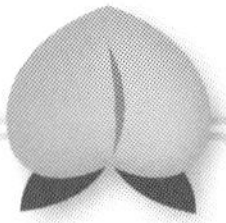

モモ

栄養満点の「長寿の果物」

旬

7月～9月

効　能

寝汗改善

栄養補給

湿疹改善

便秘改善

生命力が強いので、古くから邪気を祓う「長寿の果物」とされてきました。タンパク質、脂質、糖質、ビタミン・ミネラル、クエン酸やリンゴ酸といった有機酸など、さまざまな成分をバランスよく含んでいる栄養食。便秘を改善したり、血中コレステロールを下げたりするペクチンも含まれています。寝汗を止めることが経験的に知られているので、バセドウ病や多汗症(暑がり)の人に最適。

漢方では、種子(桃仁《とうにん》)は血液の循環をよくするとされており、生理不順、肩こり、頭痛に効く漢方薬の主成分です。

選び方　表面全体に産毛があり、ふっくらしていて丸いもの。皮に果点(黄色い点)が出ているのは、完熟しているしるし。

ポイント　冷やしすぎると味が落ちるので、食べる1～2時間前に冷蔵庫に。傷みやすいので早めに食べて。

民間療法

便秘……モモを常食すると、胃腸の働きが活発になると言われている。

あせも、湿疹、血行促進……乾燥した葉を布袋に詰め、湯船に入れて入浴する。体が温まり、美肌効果も期待できる。

むくみ……つぼみを1日3～5g、煎じて飲む。

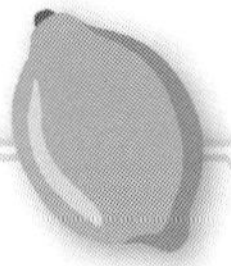

薬効の秘密は「強烈な酸味成分」

レモン

旬

通年

効　能

疲労回復

美肌作り

むくみ改善

二日酔い改善

ミカン科、インド原産。強烈な酸味はコラーゲンを生成するビタミンCと、疲れを癒したり食欲を増進したりすると言われるクエン酸によるものです。そのため、疲労回復、二日酔いの解消、風邪予防、美肌作りが期待できます。

また、含有成分のビタミンP(エリオチトリン)は高血圧、動脈硬化、出血、紫斑病、凍傷などの血管性病変の予防・改善に役立つと言われています。

体内の水分量を調整する働きもあり、むくみや口のかわきにも有効です。

選び方　鮮度が高いのは、皮にツヤとハリがあるもの。軽い弾力や重量感があり、色ムラがないものが良質。

調理法　陽性体質の人は酢の物などでも。陰性体質の人はレモネードや、レモンティーにして飲むと体が温まる。

民間療法

風邪、二日酔い、ストレス……レモン1個の生ジュースに、ハチミツを適量加えて、熱湯を注いで飲む。豊富なビタミンCが風邪や二日酔いの症状を軽減するとされる。ストレスで失われたビタミンCの補給にもなる。

牛乳

成長期の子供の健康食品

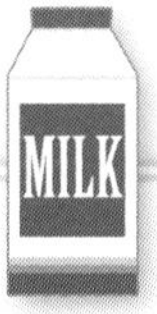

旬

通年

効　能

栄養補給

牛乳には、タンパク質、脂肪、ビタミンA・B_1・B_2、鉄、マグネシウム、マンガン、リン、カルシウムなど、栄養成分が豊富に含まれており、子供の栄養食としては最適です。しかし、飽食時代の今、肥満、糖尿病など栄養過剰から引き起こされる病気は多く、成人にとっては健康食品と言いにくくなりました。

赤ちゃんは体温が高く、陰性食品の牛乳は適していますが、体温が低い老人にとってはますます体を冷やしてしまう食品です。牛乳の飲みすぎによる栄養過多や冷えには、十分注意しましょう。

保存法

雑菌が繁殖しやすいので、開封後は口をしっかりと閉じること。封を頻繁に開け閉めしたり、室温で長時間放置したりすると、温度が上がって鮮度や風味が損なわれる。購入したらすぐに冷蔵庫に入れ、開封したら賞味期限前であっても早めに飲み切って。

ちょこっとマメ知識

チーズは体を温める

牛乳は、もとは陰性食品ですが熱を加えることで、体を温める陽性食品に変わります。牛乳に熱を加えて作ったチーズは陽性食品なので、お年寄りや冷え性の人は、チーズを食べるといいでしょう。チーズはカルシウムの吸収率が小魚の倍ほどもある貴重なカルシウム源です。

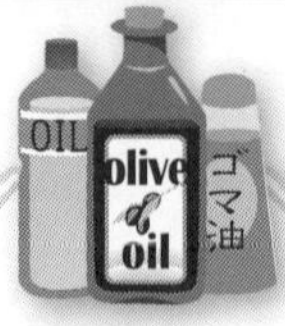

植物油

「植物の恵み」で動脈硬化を予防

旬

通年

効能

- エネルギー源
- 切り傷回復
- やけど回復
- 老化予防

油は3大栄養素の1つで、貴重なカロリー源。ダイズ油は日本でもっとも消費されており、天ぷら油やサラダ油によく使われます。血中コレステロールを下げるリノール酸が豊富で、動脈硬化を予防する作用があると言われています。リノール酸、リノレン酸などを含むゴマ油は、消炎作用があるとされ、昔から切り傷ややけどの改善に用いられてきました。紅花油もリノール酸が多く、よくドレッシングに使われます。またオリーブ油は、善玉コレステロールをふやすオレイン酸が70％も含まれています。

保存法

リノール酸は酸化しやすいので、開封後はボトルキャップをしっかり閉じて、冷暗所で保存を。揚げ物に使った油は熱いうちにこして、密封できる容器に入れて冷暗所で保管する。一度揚げた油は劣化しやすいので、できるだけ早く使い切ること。

ちょこっとマメ知識

昔から人々の生活を支えてきた油

古代ユダヤの書物には「オリーブオイルが照明に使われていた」と記されており、人類は古くから油と親しんできたことがわかります。日本でも奈良時代は照明として、平安時代には食用として使われていました。そして江戸時代には野菜や魚介類を油で揚げる料理が広まったのです。

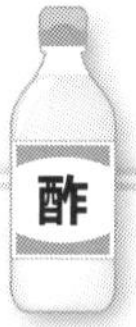

酢

アミノパワーで肥満を解消！

旬

通年

効能

食欲増進

疲労回復

殺菌

肥満予防

日本では米酢、欧米ではブドウから作られるワインビネガーや、リンゴから作られるアップルビネガーが主に使われています。米酢などの醸造酢に含まれる、酢酸などの有機酸は、食欲を増進したり、疲労を回復したりする作用があると言われています。

また、殺菌作用も強く、寿司や刺身、生ガキに使われるのはそのため。アミノ酸を20種類も含有しており、そのうち7種類は、抗肥満アミノ酸です。これらの働きにより、コレステロールを低下させ、肥満や脂肪肝を予防する作用があると考えられています。

調理法　主な食酢は、米酢、穀物酢、リンゴ酢、ブドウ酢、バルサミコ酢など。各風味を生かしてドレッシングやソースに。

保存法　米酢や穀物酢など、混ぜ物のない酢は冷暗所に置いておく。ポン酢など混ぜ物のある酢は冷蔵庫で保存を。

ちょこっとマメ知識

酢とハチミツは長寿の秘訣

アメリカのバーモント地方は、長寿者が多く、ガンや高血圧、心臓病や糖尿病などの生活習慣病患者も少ないことで知られています。

その健康の秘訣は「リンゴ酢とハチミツを小さじ２杯ずつコップに入れ、水に溶かして飲む」習慣にあると言われています。

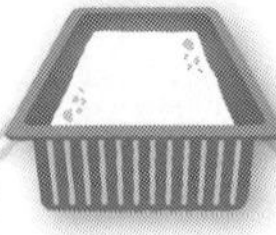

豆腐

消化吸収に優れたスーパー健康食

旬

通年

効　能

高脂血症予防

健脳

栄養補給

ダイズから作られたもの。さらにこの豆腐から製造されたものには、凍り豆腐、油揚げ、がんもどき、湯葉などがあります。

植物性タンパク質、高脂血症を予防すると言われるリノール酸やリノレン酸、健脳作用があるとされるダイズレシチンのほか、カルシウム、カリウム、亜鉛、鉄、ビタミンB_1・B_2・Eなどさまざまな栄養素をバランスよく含んだ、超健康食品です。

そのうえ、消化吸収率はほぼ１００％なので、胃腸病の人やお年寄り、赤ちゃんに格好の栄養補給品に。

選び方　国産ダイズを原料とし、白くてツヤのあるもの、天然のにがり（塩化カルシウム）を使用しているものを。

調理法　陰性体質の人は、豆腐を陽性食品に変えるために、火を通して調理する（湯豆腐や麻婆豆腐など）とよい。

民間療法

打撲《だぼく》、発熱、やけど、脳卒中の予防……水切りした豆腐半丁をつぶし、小麦粉1/3カップを練り混ぜ、ガーゼにつける。これを患部に当てると、酸化熱を吸収し、炎症や発熱を抑えるとされる。

暑気払い……冷や奴に、薬味をたっぷり加えて食べる。

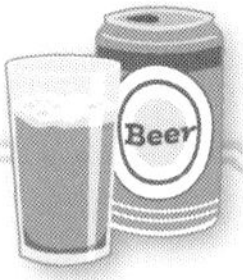

ビール

善玉コレステロールをふやす

旬

通年

効　能

動脈硬化予防

胆石予防

大麦の麦芽とホップと水を原料にして、発酵させた醸造酒。主な成分はアルコールと、デキストリンなどの炭水化物や少量のタンパク質です。適度に飲むと善玉のＨＤＬコレステロールがふえ、動脈硬化の予防が期待されます。

またフィンランドのピエトネン博士の研究によると、ビールを毎日コップ1～2杯飲む人は、まったく飲まない人より胆石発生率が40％も低いそうです。これは、ビールの持つ利尿作用と、ホップが胆石の構成成分であるカルシウムの排泄を促すからと考えられます。

選び方　できるだけ新しいものを。封を開けると酸化して味が落ちるので、あまり飲めない人は小さいビンや缶のものを。

保存法　冷暗所で保存。アルミ缶は塩やしょうゆの近くに収納すると、金属が腐食する恐れがあるので遠ざける。

ちょこっとマメ知識

ビールのつまみにはピーナッツを

ビールは陰性食品なので、おつまみには陽性食品がおすすめ。特にピーナッツは、高カロリー、高タンパク質、高脂肪の栄養食。ビタミンB_1・Ｅなどのビタミン類、カルシウム、マグネシウムなどのミネラルが豊富に含まれ、動脈硬化を予防する働きもあります。

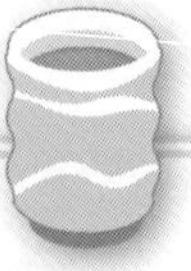

緑茶

カテキン効果で万病を予防

旬

通年

効能

利尿

中性脂肪を減らす

美肌作り

ツバキ科の茶の木の新芽を蒸して、揉捻《じゅうねん》機でもみながら乾燥させたもの。漢方では「血を清め、尿を通じ、食欲を益《ま》し、疲れを癒し、心身を爽快にする」と考えられています。

科学的にも、カテキン類の働きで、血中コレステロールが低下したり、コレラ菌、赤痢菌、風邪ウイルスが殺菌されたりすると言われています。さらには、活性酸素を除去する作用があるとされているので、万病の予防に役立ちます。

また、カフェインの効果で利尿や覚醒作用、ビタミンCの効果で美肌作用も期待できます。

選び方 お茶は鮮度がよいものほど味も香りもよいので、回転のいい店で少量ずつ購入するのがポイント。

ポイント 古くなったら、フライパンで炒ると自家製ほうじ茶のできあがり。パックなどに入れて脱臭剤として使ってもOK。

ちょこっとマメ知識

寒い英国では緑茶より紅茶

お茶は南方のインド原産で、陰性食品。インドを統治していたイギリス人が、あまりのおいしさに本国に持ち帰ったのですが、寒い英国ではあまり普及しませんでした。そこで、発酵させて紅茶を作ったのです。紅茶は赤色に変化した陽性食品。たちまちヨーロッパの人々の間に広まりました。

第6章

各症状に効くジュースレシピ

症状別

効果的な野菜・果物ジュース

ニンジンリンゴジュースは〝万能薬〟とお伝えしてきましたが、さらに1～2品の野菜や果物をつけ加えることで、特定の症状に、より効果的な作用を発揮します。本章では、各症状に効く野菜・果物ジュースをご紹介します。

せき・たんが出る

◆ニンジン…1本
◆リンゴ…小1個
◆パイナップル
…100g(約1/6個)

せきは、気管支などの粘膜老廃物である、たんを取り除こうとする反応。たんはタンパク質などから成るので、タンパク質を分解するとされる成分、ブロメリンを含むパイナップルが効果的です。

口がかわく

◆ニンジン…1本
◆リンゴ…小1個
◆キュウリ…2本

口渇は、胃腸などの体内の袋やくぼみに余分な水分がたまり、必要としている細胞に行き渡っていないのが原因。これは漢方でいう水毒症なので、利尿作用を促すと言われるキュウリを加えましょう。

食欲がない

◆ニンジン…1本
◆リンゴ…小1個
◆ダイコン
…100g（厚さ約3㎝）

食欲がない時は無理に食べないほうが体調がよくなることも多いでしょう。ただし、あまり食べないと栄養失調になる恐れがあるので、健胃作用があると考えられているダイコンがおすすめです。

胸やけ

◆ニンジン…1.5本
◆リンゴ…中1個
◆キュウリ…1本

胸やけは、胃酸が食道内に逆流し、食道の粘膜が刺激されて起こります。利尿作用のあるキュウリを加えると、胃内の水分（胃液）を血液に吸収させ、尿として排泄させる効果が期待できます。

吐き気がする

◆ニンジン…1.5本
◆リンゴ…中1個
◆キュウリ…1本

吐き気は、胃腸の中の余分な水分を体外に排出しようとする反応。嘔吐したほうがかえってよいこともありますが、尿で排出するのが理想的。利尿作用があるとされるキュウリを合わせましょう。

便秘

◆ニンジン…1本
◆リンゴ…小1個
◆ホウレンソウ
…200g（約2/3束）

胃腸を掃除し、その働きを活発にしてくれると言われるホウレンソウが効果的です。リンゴに含まれるペクチンという食物繊維やカリウムも、排便を促すと言われています。

下痢

◆ニンジン…1.5本
◆リンゴ…中1個
◆パイナップル
…300g（約1/2個）

腸内に細菌が侵入して起こる下痢には、タンパク分解酵素であるブロメリンを含むパイナップルを。冷えから起こる下痢は、53ページでご紹介したニンジンスープを飲むとよいでしょう。

お腹が痛い

◆ニンジンの煎じ汁
（P70参照）

腹痛といっても千差万別。急を要する腹痛は病院で診てもらう必要がありますが、さほどの激痛でもなく、頻繁に起こる腹痛は、温めるのが一番。特に冷えによる腹痛にはニンジンの煎じ汁を。

口内炎

◆ニンジン…1.5本
◆リンゴ…小1個
◆ホウレンソウ
…200g（約2/3束）

口内炎は、口腔粘膜や舌、歯茎などに起きる症状ですが、便秘など胃腸に根本原因があることが多いようです。胃腸内を掃除し、健全な状態に戻すと言われるホウレンソウを組み合わせましょう。

動悸《どうき》がする

◆ニンジン…1.5本
◆リンゴ…中1個
◆キュウリ…1本
（またはタマネギ…20g）

漢方では、動悸、頻脈、不整脈は体に余分な水分がたまって起こるもの（水毒）と考えられています。そこで利尿を促すとされるキュウリ、または強心・利尿作用のあるタマネギを加えましょう。

むくみ

◆ニンジン…2本
◆リンゴ…小1個
◆キュウリ…2本

むくみは細胞間質内に大量の水分がたまり、生じるもので、心臓病から起こることが多いのです。ニンジン、リンゴに含まれるマグネシウムの強心作用と、キュウリの利尿作用で予防・改善を。

肥満症

◆ニンジン…2本
◆パイナップル
…200g（約1/3個）
◆（タマネギ…2～3枚）

肥満には、ブロメリンという、タンパク質や老廃物を分解する酵素が含まれているパイナップルを。体を温め、代謝をよくし、利尿を促すとされるタマネギを2～3枚入れるとより効果的です。

虚弱体質

◆ニンジン…3本

虚弱体質は、現代医学の診断名にはありませんが、漢方では顕著な陰性体質のことを指します。ジュースは体を温め、血行をよくし、滋養強壮作用があると言われるニンジン単独のものならOKです。

糖尿病

◆ニンジン…2本
◆リンゴ…中1個
◆タマネギ…1/2個

糖尿病は、すい臓から分泌されるインスリンが不足して起こります。インスリンは血糖値を下げる働きがあるので、同様の作用が期待できるグルコキニンを含む、タマネギを組み合わせましょう。

神経・精神不安

◆ニンジン…1.5本
◆リンゴ…小1個
◆セロリ…2本
◆パセリ…10本

神経過敏、神経衰弱の改善に効果的だとされているイオウ、リン、塩素を含んだセロリを。さらに、脳の活性化を促すと言われる鉄、クロロフィルを多く含んだパセリを加えるとよいでしょう。

貧血

◆ニンジン…1.5本
◆リンゴ…中1個
◆ホウレンソウ
…200g（約2/3束）

貧血は、血液中の赤血球、またはヘモグロビンが不足して起こる症状。赤血球の構成材料となる鉄、ビタミンB_6・B_{12}、葉酸などを多く含み、造血作用を促すとされるホウレンソウが有効です。

発疹・水虫ニキビ

◆ニンジン…2本
◆リンゴ…小1個
◆ゴボウ…1本

皮膚病は、体内の老廃物を皮脂腺や皮膚の毛包から排泄している現象。老廃物をエサに化膿菌が増殖して炎症が起こると考えられているので、解毒・発汗・消炎作用があるとされるゴボウがおすすめ。

やけど

◆ニンジン…2本
◆リンゴ…小1個
◆ジャガイモ…中1個

殺菌作用を促すと言われるイオウ、クロールと、組織の再生に役立つとされるビタミンCを含んだジャガイモが効果的。少々のやけどなら、キュウリかアロエの汁を患部に塗ってもよいでしょう。

若ハゲ・白髪

◆ニンジン…2本
◆リンゴ…小1個
◆ピーマン…2個

髪の毛への血流が動脈硬化などで滞ることも、白髪、抜け毛の原因に。よって肉、卵、牛乳などの欧米食を控えることが大切。ジュースには毛の生成に必要なケイ素を含むピーマンが最適です。

美肌作り

◆ニンジン…2本
◆リンゴ…小1個
◆イチゴ…7個

鉄分とビタミンCが豊富に含まれたイチゴは、造血・利尿・強肝作用に優れており、老廃物の排泄を促してくれると言われています。血色がよく、色白の肌を作るのに役立ってくれるでしょう。

婦人病

◆ニンジン…3本

冷えると血行が悪くなるので、特に陰性体質の女性は子宮や卵巣の働きが低下して、婦人病になりやすくなります。体を温めるニンジン単独のジュースで、下半身を温めること。

めまい・耳鳴り

◆ニンジン…2本
◆リンゴ…小1個
◆キュウリ…1本

めまいや耳鳴りは、内耳のかたつむり管のリンパ液(水分)が、多くなることが原因です。ここに、余分な水分がたまっているということですから、利尿作用のあるキュウリを用いましょう。

近視・視力低下

◆ニンジン…3本

近視はピントを合わせる筋肉である毛様体筋の異常が原因だと考えられています。予防・改善には筋肉の収縮に必要なカルシウム、カリウムなどのミネラルを多く含んだニンジンが最適。

痔

◆ニンジン…1.5本
◆ホウレンソウ…200g（約2/3束）
◆パイナップル…300g（約1/2個）

痔の根本的な原因は、血液中の脂肪類や凝固物質による血流の悪化です。ホウレンソウを合わせると、胃腸が浄化され血液の浄化につながります。またタンパク分解酵素を含むパイナップルも効果的。

痛み

◆ニンジン…2.5本
◆タマネギ…1/2個

腰痛、頭痛、肩こりなどさまざまな痛みは、冷えや水分のとりすぎからくると考えられます。タマネギは体を温め、発汗を促すのでおすすめ。飲みにくいなら、これにリンゴを加えてもかまいません。

発熱

◆ニンジン…2本
◆リンゴ…小1個
◆キュウリ…1本
◆レモン…1/2個

発熱は体内の老廃物や酸毒物を燃やしている状態。老廃物の解毒を促すとされるキュウリ、消炎作用が期待できるリンゴ、白血球の力を強めると言われるビタミンCを含むレモンを合わせましょう。

二日酔い

◆ニンジン…1本
◆リンゴ…小1個
◆ダイコン…50g（厚さ約1.5㎝）
◆キュウリ…1本

二日酔いは、取り入れすぎた水分が胃腸にたまり、吐き気や下痢が引き起こされるもの。改善するには、利尿作用が期待できるキュウリと、消化を促すダイコンを組み合わせるのがベスト。

疲労

◆ニンジン…1.5本
◆リンゴ…小1個
◆タマネギ…1/2個

血行をよくして糖分、ビタミン、ミネラルを補うと回復します。基本のニンジンリンゴジュースでも十分ですが、発汗・利尿・強心作用があると言われるタマネギを加えるとなおよいでしょう。

老化予防

◆ニンジン…2本
◆リンゴ…小1個
◆レモン…1/2個

老化の一因は、動脈硬化で血管が細くなり、臓器や細胞に十分な酸素や栄養が行き渡らなくなることです。血管壁をしなやかに保つと言われるビタミンCが豊富なレモンを取り入れましょう。

コラム

小食でいれば運も上がる!?

江戸時代の有名な観相家(人相占い師)、水野南北は「小食でいれば運が開ける」という「節食開運論」を説きました。若い頃の南北は荒くれ者で、罪を犯して投獄されてしまうのですが、獄中で囚人の人相に共通点があることに気づきました。そこで人相に興味を持ち、出獄後、易者に観てもらったところ「1年以内に死ぬ相が出ている」と言われてしまいます。出家が唯一助かる道だと言われた南北は、仏門に入ろうとしたところ、「1年、食を改めなさい」と条件を出されてしまいました。そこで、麦と豆だけの粗食生活をしたところ、1年後には死相が完全に消えていたそうです。

これをきっかけに、彼は観相学を勉強し、さまざまな修行、荒行を繰り返しました。そして、食を司る神を祀る伊勢神宮の外宮で、ついに「人の運は食にあり」と悟ったのです。それから「小食は吉、大食は凶」として、1日1合半の麦と青菜のみの生活を続けました。すると、占いは百発百中になり、やがて日本一の観相家と呼ばれることに。こうして生涯小食を貫いた彼は、74歳という、当時としてはかなりの長寿をまっとうしたのです。

第7章

疑問をスッキリ解消！

Q&A

Q1 ニンジンそのものを食べてもいいのでは？

A

確かにそのままのニンジンを食べてもかまいませんが、ジュースにしたほうが、豊富なビタミンやミネラルをより効率よく取り入れることができます。ジュースにした場合、ニンジンに含まれる食物繊維が破壊されるのですが、この食物繊維があるかないかで、ビタミンやミネラルの吸収率が大きく変わってくるのです。

食物繊維は、脂肪やコレステロールなどの排泄を促すとされています。その役割は重要ですが、一方でビタミンやミネラルの吸収を妨げる性質も持っているのです。ですから食物繊維が破壊された状態のジュースにしたほうが、胃腸に負担をかけず、栄養成分がスムーズに吸収されるのです。

アメリカ生理学会の専門誌に載った研究報告では、「ニンジンをそのままで食べるより、ジュースにしたほうがビタミン、ミネラルの吸収率が約8倍も高い」とされています。

Q2 ミキサーで作ってもいい？

A

ミキサーよりもジューサーで作ったものをおすすめします。ミキサーで作る場合は水を足さなければならず、ニンジンやリンゴの食物繊維が含まれるので、ドロドロになって飲みにくいというデメリットがあります。飲みにくいと、継続するのが難しくなるでしょう。

また、**Q1**でお話ししたとおり、排泄を促す食物繊維はさまざまな生活習慣病の予防・改善に役立ちますが、ビタミンやミネラルの吸収を阻害する一面もあります。ニンジンリンゴジュースを飲む目的は、ニンジンとリンゴのビタミンやミネラル、その他の薬効成分を取り入れることです。ですからそれらをより効率よく吸収できる、ジューサーで作ったもののほうがよいでしょう。

ジューサーがないなら、ミキサーで作ったものをガーゼなどでこして、水分だけを飲む、という方法もあります。

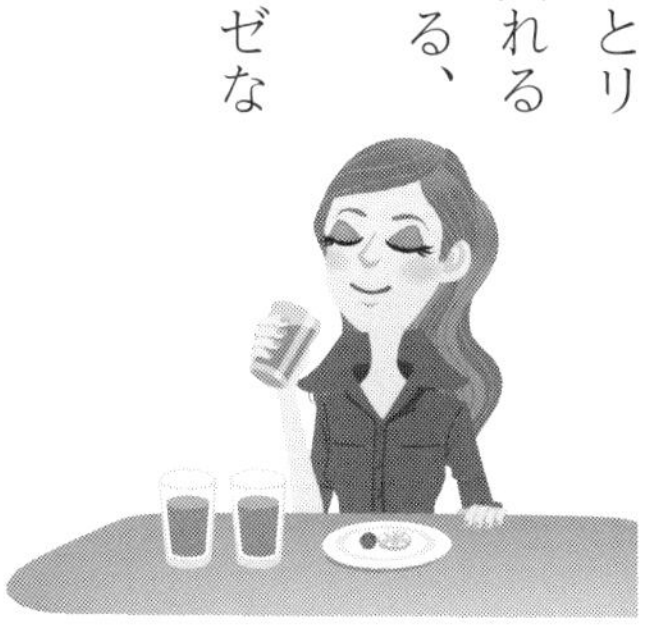

Q3

毎日飲むと肌が黄色くなる？

A

冷え性の人がニンジン、ミカンなどカロテンの豊富な食品を多くとると、皮膚が黄色くなる傾向があります。これは体の中にカロテンが多く取り込まれていて、種々の病気を予防している証ですからあまり気にする必要はありません。

普段からよく運動したり、お風呂などで体を温めたりしていると、皮膚の黄色味が薄くなったり、消えたりします。

Q4

1日のジュースの最低量は？

A

カロテンの1日の必要最低量は約15㎎とされています。これはニンジン1本で十分まかなえますので、ニンジン1本分をジュースにした量(約120㎖)を目安にしてください。分量は基本的にご自身の体調に従っていただくのが一番です。「飲めば飲むほど体調がよい」と感じるなら、たくさん飲んでかまいませんし、逆に、「なんとなく飲みたくない」と感じる場合は、無理に飲む必要はありません。

Q5 リンゴのない時期はどうしたらいい？

A

ほかの果物を代用してください。例えば利尿を促し、のどの痛みを軽減するとされるナシや、大小便の排泄を促進すると言われているブドウがよいでしょう。両者とも、味的にもニンジンと合うのでおすすめです。ニンジンだけジューサーで絞り、それに市販の１００％リンゴジュースを混ぜるという手もあるでしょう。

Q6 サプリでビタミン補給してもいい？

A

もちろん、サプリメントとして摂取しても十分な効能があると思います。しかし、種々の栄養成分は、単独でとるよりもニンジンから一緒に取り入れたほうがさまざまなメリットがあります。ニンジンに含まれるビタミンCとEは協調して働くので、同時に取り入れるとそれぞれの働きが倍加します。これはビタミンFとB_6、B_2とB_3、B_6とEの組み合わせにも言えることです。また、含有成分のビタミンDはカルシウムやリンの、ビタミンCは鉄の吸収を促すとされています。

Q7 寝る前に飲むと、カフェインで眠れなくなる？

A

紅茶には若干カフェインが入っていますから、不眠に悩む人はその効果で眠れなくなるのではないかと心配になるかもしれません。

よく「紅茶に含まれるカフェインの量は、コーヒーより多い」などと言われますが、これは同じ100gの茶葉とコーヒー豆で比較した場合です。コップ1杯で比較すると、実はコーヒーの3分の1しか含まれていません。

また、紅茶に含まれるテアニンというアミノ酸には、リラックス作用があり、カフェインの働きを抑えてくれます。さらにカフェインはお湯の中に入るとタンニンというポリフェノールの一種と合わさり、ゆっくりと体内に吸収されていきます。ですから覚醒作用よりも、むしろ鎮静作用のほうが強く働くのです。

というわけで、眠れなくなるということはありませんが、どうしても気になるようでしたら、就寝前はショウガ湯を飲むとよいでしょう。

Q8 ショウガ紅茶を飲まないほうがいい場合はある？

A

ショウガ紅茶は基本的に、どんな時、どんな人が飲んでも問題ありません。しかし次のような場合は、控えたほうがよいでしょう。

- **熱が39度以上ある**
- **ショウガを摂取すると舌や顔が赤くなったりほてったりする**
- **1分間に90回以上の頻脈がある**
- **皮膚が極端に乾燥している**
- **脱水症状がある**

ショウガ紅茶の体を温める作用や、血行促進・発汗作用などによって、これらの症状が悪化する恐れがあるからです。

これ以外でも、ショウガ紅茶を飲んで不快感を覚える時は無理に飲む必要はありません。自分の体調と照らし合わせて判断しましょう。

Q9 毎日お酒を飲んでも健康でいられますか？

A

一般的に「酒は体に悪い」と思われていますが、実は昔から「酒は百薬の長」と言われているとおり、アルコールは健康、長寿、若返りなどの効果が期待される飲み物なのです。アルコールを飲むと血管が広がって血流がよくなり、体が温まります。適度な飲酒ならコレステロールや血糖を調整する作用が働き、動脈硬化や脳梗塞、心筋梗塞、糖尿病などを予防します。またストレスを発散し精神を安定させたり、脳を活性化し、脳の老化による病を防いだりすると言われています。

とはいえ、飲みすぎると活性酸素が発生して、万病のもとになってしまいます。医学的には、1日につき日本酒なら2合まで、焼酎ならお湯割り3～4杯まで、ビールなら大ビン2本まで、ウイスキーならダブルで2杯まで、ワインならグラス2～3杯まで、が健康を保つのに適した量だと言われています。よって、この量以内であれば、毎日飲んでもかまわないでしょう。

Q10 運動はどれくらいやるのが適当？　時間帯は？

A

　体を温め、代謝をよくする運動は、定期的に長く継続して行うことが大切ですが、毎日やる必要はありません。

　特にダンベル運動など、ある程度の負荷をかける「少しきつめ」の運動は、筋肉細胞の回復期間を十分取るために2～4日、休んだほうがよいでしょう。週2～3回の運動でも、筋肉運動の効果は十分得られます。むしろ、休息することなく、毎日負荷を与え続けると、過労による筋萎縮が起こる場合もあるので、運動のやりすぎには注意してください。

　運動する時間帯は、午前より午後のほうが適しています。午前中は、血液中の血小板がもっとも活発に働くので、脳梗塞や心筋梗塞などが起こりやすくなりますが、午後になると酸素を運ぶ赤血球が増加します。つまり、午後のほうが全身に酸素をスムーズに送ることができ、運動時の体の負担が少ないのです。

Q11 睡眠時間がなかなかとれません。効率よく寝るには？

A

睡眠はただ長くとればよいというわけではありません。統計では、1日7～8時間の睡眠を取っている人がもっとも長生きすることがわかっていますが、眠りが深い人、つまり睡眠の効率がよい人ならば、3～4時間の睡眠でも十分と言えるでしょう。医学的には、いったん上昇した体温が下がっていく時によい眠りが得られると言われているので、就寝前に体を温めておくことが、睡眠効率を上げる1つめの方法です。就寝前にぬるめのお湯にゆっくりと入って、体を芯から温めておくとよいでしょう。

2つめの方法は、「食べすぎないこと」です。食べすぎると胃腸をはじめとした種々の臓器に負担がかかり細胞の疲労度が増すので、回復に時間がかかってしまいます。また就寝直前に食事をすると、睡眠中に消化器官が働くので、休息できません。全身の細胞を効率よく休ませるためにも「小食」を心がけましょう。

第8章

実録
私の不調、治りました

ニンジンリンゴジュースやショウガ紅茶、断食などによって、実際にさまざまな病気や不調が治ったという喜びのお便りをたくさんいただきました。本章では、体験された方々の生の声をご紹介します。

体験談1

「1日1食生活でダイエットに成功！」

40歳　女性　O子さん

私が1日1食生活を始めてから、かれこれ10年以上、経過しているでしょうか。基本的に朝はニンジンリンゴジュース、昼は黒砂糖入りショウガ紅茶、そして夜は思いっ切り好きなものを食べるというスタイル。

それまでの私(18〜28歳)は、ありとあらゆるダイエットを試しては、その反動で体重が20kgも上下を繰り返す摂食障害で入退院を繰り返していました。

入院中は出された食事を3度きちんととっていても満腹感がなく、お腹が減る感覚さえもなくなっていました。普通の食事量もわからなくなっていたので、退院するとすぐリバウンド。体調は優れず、耳鳴りはするし、月経不調で1年半も生理がこなかったりと、自分が情けなく、自らを責める日々を送っていました。

「食べる」という、本来ならば楽しみであることが当時の私には苦痛でしかたがなく、肉体的にも精神的にも疲れ切っていた時、たまたま目にした雑誌で紹介されていた石原先生のサナトリウムを訪れたことが、私の食生活を一変させました。

初めに、先生の診察で「大丈夫、大丈夫、ヤセますよ、治りますよ」とあまりにも軽く言われたことに、逆に半信半疑になったのを覚えています。それまで3食きちんと食べることがダイエットにつながるものだと信じていた私は、先生の「3食は食べすぎ」「1日1食、和食中心に好きなものを食べてもいい」という言葉に、目からうろこが落ちたような気がしました。

また、先生がお話しされることはすべて「なるほど!」と感心することばかりで、すっかり先生の信者になってしまいました。

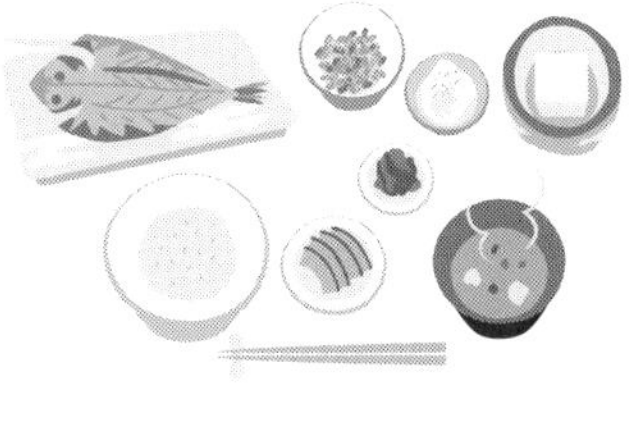

ニンジンリンゴジュース断食を体験して、お腹がすくという感覚を取り戻し、体が軽くなる快感を再び実感し、俄然やる気が出てきました。

この気持ちを忘れずに普段の食生活は、先生の真似をすることに決め、今日まで1日1食になったのです。この食事スタイルに慣れてしまった今では、朝、昼に空腹を感じることがなくなり、夕方に1度食事をすればそれで十分なのです。

1日1食だと油ギトギトなものをドカ食いしそうな気もしますが、逆に和食を好むようになり、普通の量でちゃんと満腹感もあります。食いしん坊の私には我慢が大敵だったので、好きなものを食べられるというだけでストレス解消にもなり、いつのまにか「ヤセなくては」という強迫観念からも解放され、楽にヤセることができました。そして何よりも、おいしいと感じながら、楽しく食事ができる喜びを噛みしめています。

今、心身ともに健康を取り戻せたことを実感し、先生に感謝しております。このお手紙を書くにあたって久しぶりに体重計に乗ってみたところ、身長163㎝、体重49kg、体脂肪20%……で満足です(笑)。

体験談 2

「うつ状態から、抜け出すことができました」

28歳　男性　J男さん

こんにちは、J男と申します。

私がうつで苦しんでいた時に診察やアドバイスをいただき、本当にありがとうございました。

抗うつ剤や睡眠薬に頼らず、ニンジンリンゴジュースやショウガ紅茶、シソなどを用いた食生活、ランニングなどの運動習慣など、手軽に実践できるアドバイスをしていただきました。

おかげさまで、暗くうつうつとしたどん底生活から抜け出すことができ、自分の健康にも自信が持てるようになりました。

ここまで導いてくださった先生に感謝の気持ちでいっぱいです。本当にありがとうございました。

諸事情で会社にはまだ復帰していませんが、今の仕事にこだわらず、今後自分が何をしていきたいのかを見つけたいと思います。

私は先生のように、イキイキと仕事をして多くの方を健康に導き、喜びを与える生き方にとても憧れを感じます。分野は違えど、私も多くの方に喜びを与えられる生き方を目指していきたいと思います。

うつを通して、健康は人生の貴重な財産であると実感しました。今後とも先生の著作を読ませていただき、家族ともども健康について勉強していきます。

また何かの時には、よろしくお願いします。

体験談 3

「胃痛や頭痛など、多くの不調が改善されました!」

43歳 女性 L子さん

先生の本はすべて読ませてもらいましたL子と申します。胃痛、頭痛、生理痛、アレルギー、便秘、ぼうこう炎、むくみがどの病院に行っても治らず、とても困っていたところ、先生の本に出会いました。

そのおかげで各症状がよくなり、体重も63kgから7kgも減りました。とても元気になり、先生に大変感謝しております。本当にありがとうございました。

さて、先生に聞きたいことがあります。

今後、子供を作ろうと思うのですが、子供ができた時はサウナに入っていいのでしょうか?

私は朝と昼はショウガ紅茶で、夜は和食にしています。また、毎日スクワットを行い、サウナに行っています。

本には、朝食抜きやショウガ紅茶は、妊娠中でも続けていいと書いてありましたが、サウナはどうなのでしょうか。サウナに行くと、本当にスッキリして気分がよくなります。

胃痛、頭痛はじめ、たくさんの症状および病気が快癒されて、本当によかったですね。

さて、サウナの件ですが、何事も自分で試されてみて「調子がいい」「気分がいい」ことは免疫力が上がり、体のためによい！ と小生は思っております。

普通、サウナは高血圧や心臓病の人には禁忌ということになっていますが、鹿児島大学病院では、心不全の患者を週3回、1回15分ずつ60度のサウナに入れて、治療をしています。

あなたの場合も、一般の医師や周りの人々が、サウナはよくないとおっしゃるかもしれませんが、「気分がよければいい」と思われてよいのではないでしょうか。

ただし、サウナ室内で「何分」と決めて頑張るのではなく、気分のよいところで出たり（または水浴／シャワー）、入ったりされるのがベストかと存じます。

体験談4

「ショウガの効果で小顔になり、肌もツルツルに」

32歳　女性　H子さん

石原先生、初めまして。H子と申します。

今日は、先生にどうしてもお礼を申し上げたくてペンを取りました。

私は今32歳で、結婚して1年半が経ちます。結婚する前のOL時代は大変な冷え性で、またホルモンバランスも悪かったのか、顔のフェイスラインと首に吹き出物がひどく、週末になると熱が出るといったようなつらい時期が長くありました。そんな時、たまたま本屋さんで石原先生の『「体を温める」と病気は必ず治る』を拝読し、大変感銘を受けました。毎日半身浴をして汗をたくさんかき、腹巻きをして5本指ソックスをはくようにしたのです。

昨年の10月にまた本屋さんで先生の『ショウガで体を温めれば、血液サラサラ病気も治る』を見つけ、さっそく買って拝読しました。この本で私はショウガの効能の素晴らしさに感激し、とにかくショウガ紅茶を毎日飲み、料理にも積極的に使い、そしてお風呂におろしたショウガをお茶パックに入れて、毎日浮かべました。

そうしましたら、びっくりするくらい顔が小顔になり、何人もの友人から立て続けに「どうしてそんなにキレイになったの?」と言われたのです。もう、うれしくてうれしくてたまりませんでした。

うれしいのはそれだけではありませんでした。一緒にショウガ紅茶を飲み、ショウガ風呂に入っていた夫が、もとは青白い顔色をしていたのですが、1ヵ月くらいたった後、顔に赤みがさしてきたのです。最初はおでこの部分が赤く、その後、日を追うにつれ、全体の顔色がよくなってまいりました。朝起きるのも前ほどつらくなくなったと言います。

これはすごい! ということになり、体調の悪い友人の何人かに石原先生の本とショウガを差し上げました。

そうしましたら、すぐに実行した友人の1人から、体が温かくて温かくてとても気持ちがいいと感謝され、また別の友人から「しばらく生理が不順で、体温も、高温期も低温期もわからないくらいガタガタで排卵もしていないと医者に言われていたのに、ショウガ紅茶を飲むようになったら体温が安定し、先日、産婦人科できちんと排卵があると言われた」と、とても喜んで知らせてくれました。

そのほかにも、その友人のご主人やご両親からうれしい報告が次々と届き、私もうれしい気持ちでいっぱいでした。

私自身も飲み始めた時の基礎体温は、35度台しかないことも時々ありましたが、今は36度を下回る日がなくなりました。

健康で生活できるということは、何よりもうれしいことですから、本当に石原先生にいいことを教えていただいて感謝しております。また、私だけでなく、周りの方々にも喜んでいただけて、心から幸せを感じました。

これからもずっと続けていきたいと思います。これから子供ができても、家族全員が健康であることを一番の目標とし、そのうえで、あいた時間に仕事も頑張ろうと思っています。

石原先生、本当にありがとうございました。先生もご多忙とは存じますが、体に気をつけて、ますますのご活躍をお祈りいたします。

体験談5

「低かった体温が36・5度前後に上がりました」

71歳　男性　C男さん

私は広島県に住む71歳の男です。

5ヵ月くらい前に先生の著書の『ショウガ力』を購入して熟読しました。ショウガがこんなに体にいいとは思いませんでした。

さっそくショウガを買いに大型量販店、スーパーなどに行きましたが、先生おすすめの金時ショウガが見つからなかったので、「金時ショウガ粉末」を購入して飲み始めました。

今日で約5ヵ月くらいになりました。量は1日3回(朝起きてすぐ、昼食後、夕食後)約6g(大さじ山盛り1杯くらい)飲んでおります。私はもともと低体温で35度しかありませんでしたが、飲み始めて約3ヵ月くらいで体温が36度〜36・5度前後に上がりました(大変うれしい)。

持病である不整脈も改善され、発作も起こさなくなりました。

また以前は肺も弱く、病院で肺年齢を計ったら84歳という結果でした。

肺年齢はそれ以後計っていませんが、全身の調子がよく、1日1日が清々しく思います(免疫力が強化されたと思います)。

ただ1つ、気になることがあります。それは本の中の「注意、こんな人はショウガ摂取を避けてください」という項目の中で、「ショウガを摂取すると舌や顔が異常に赤くなったり、ほてったりする人」とあり、最近鏡を見ると顔が赤黒くなったと気になって、いつも鏡を見るようになりました(以前よりだいぶ赤黒くなっています)。時々、口もかわきます。舌は変化ありません。

このような症状で続けて飲んでもいいのでしょうか?　迷っております(調子がいいのでショウガはやめたくありません)。

どうしたらいいのでしょうか？　先生のご回答を心よりお待ちいたしております。よろしくお願い申し上げます。

ご質問についての回答

拙著をお読みくださり、ありがとうございました。

さて、ショウガを食べてお顔が赤黒くなったのは、体内の老廃物の排泄現象で、よいサインだと思われます。

本にも書いていた「顔が赤くなったり、ほてったりする……」という注意事項には当てはまらないと存じます。何よりも「ショウガ紅茶」を飲まれて、体温も上がり不整脈もよくなられたのですから、しっかりお続けください。

ご健勝、ご多幸をお祈りいたします。

体験談 6

「2週間で胃炎とうつ症状が完治！」

60歳代　女性　D子さん

今年1月5日の検診で、胃が全体的に炎症を起こしており、また、ブツブツしたものも見られるので、後日、内視鏡検査を受けるようにと言われました。

私は「これはガン？　私は死ぬのだ」と本気で思いました。

実は、朝、昼、夜と食前に水を飲み、胃腸をキレイにするという健康法を始めて7ヵ月。それまでなんともなかった胃が時々痛み始め、気がふさぐような不快感――家族は笑いますが、本当に気がふさぐのです――が増していき、ついに人間ドックで調べてもらったところ、そんな診断を受けたのです。

その後、先生のご著書とご縁ができまして、本屋さんから帰ってきてもう必死で読みました。

まず、以下のことから始めました。

・朝食をニンジンリンゴジュースに
・1日1万歩と下半身強化
・早寝早起き
・血液浄化食材をとり、食べすぎない
・カイロと入浴で体を温める

そして、体温は36・8度をキープするよう努めました。

それから2週間後の1月19日、ドキドキしながら内視鏡検査の日を迎えました。結果はなんと全快していました。炎症もなく、ブツブツも消えていました！たった2週間で！

石原先生、ありがとうございました。おかげさまで助かりました。

病名・効能 索引

あ

か

た

な

は

石原結實（いしはらゆうみ）

1948年、長崎市生まれ。長崎大学医学部を卒業して血液内科を専攻。後に同大学院博士課程で「白血球の働きと食物・運動の関係」について研究し、医学博士の学位を取得。スイスの自然療法病院、B・ベンナークリニックやモスクワの断食療法病院でガンをはじめとする種々の病気、自然療法を勉強。コーカサス地方の長寿村にも長寿食の研究に5回赴く（グルジア共和国科学アカデミー長寿医学会名誉会員）。現在イシハラクリニック院長のほか、伊豆で健康増進を目的とする保養所、ヒポクラティック・サナトリウムを運営。著書は『生姜力』、『食べない健康法』、『体を温めると病気は必ず治る』、石原慎太郎氏との共著『老いを生きる自信』など多数。平成7年～20年まで「おもいっきりTV」に毎月1回程度出演。著書は韓国、中国、香港、マカオ、台湾、米国、ロシア、ドイツ、フランス、タイ各国で翻訳出版されている。テレビ、ラジオ、講演などでも活躍中。先祖は代々、鉄砲伝来で有名な種子島藩の御殿医。

[決定版《けっていばん》]石原式食材事典《いしはらしきしょくざいじてん》

食《た》べ方次第《かたしだい》で医者《いしゃ》いらずになる！

2014年9月4日　第1刷発行

著　　書●●石原結實

発　行　所●●株式会社静山社
〒102-0073　東京都千代田区九段北1-15-15
電話　03-5210-7221
http://www.sayzansha.com

編集・制作●●説話社
本 文 組 版●●朝日メディアインターナショナル株式会社
印刷・製本●●中央精版印刷株式会社

ISBN978-4-86389-292-7　Printed in Japan